W0062141

E-Nummern
& Zusatzstoffe

PROF. DR. IBRAHIM ELMADFA
PROF. DR. ERICH MUSKAT
DIPL. OEC. TROPH. DORIS FRITZSCHE

Ein Wort zuvor

ZUSATZSTOFFE STEHEN IM KLEINGEDRUCKTEN
auf dem Etikett von verarbeiteten und konservierten
Lebensmitteln. Der Hersteller will mit diesen Hilfsstoffen
eine stets gleich bleibende Qualität garantieren: Sie dienen
der Haltbarkeit, dem attraktiven Aussehen, dem Aroma
und Geschmack von Lebensmitteln.

SIE ALS VERBRAUCHER WOLLEN WISSEN, ob diese
Stoffe unbedenklich und in jedem Fall sinnvoll und notwendig sind. Lebensmittelzusatzstoffe unterliegen stren-
gen Anforderungen hinsichtlich ihrer gesundheitlichen
Unbedenklichkeit. Trotz aller Tests und Kontrollen gibt
es jedoch keine Garantie, dass alle zugelassenen Stoffe in
jedem Maße für jeden völlig unbedenklich sind. So können manche Zusatzstoffe unter anderem allergische Reaktionen oder andere Unverträglichkeiten bis hin zu aller-
gieähnlichen Reaktionen auslösen.

GERADE ALLERGIKER und viele andere gesundheits-
bewusste Menschen möchten wissen, was sich hinter den
E-Nummern und Fachausdrücken in der Zutatenliste
verbirgt. Für sie wurde dieser Kompass geschrieben.

DER KOMPASS ENTHÄLT DIE AKTUELLEN RICHT-
LINIEN der Europäischen Union und berücksichtigt die
EU-weit zugelassenen Lebensmittelzusatzstoffe. Über-
sichtliche Tabellen und Informationen zu den Zusatzstoff-
gruppen helfen Ihnen, Unsicherheiten zu beseitigen.

Ibrahim Elmadfa
Erich Muskat
Doris Fritzsche

Der Hinweis **BIO** bedeutet, dass der Stoff, ggf. unter Einhaltung einer Höchstmenge, (bestimmten) Lebensmitteln aus ökologischer Landwirtschaft zugesetzt werden darf. **FAL** bedeutet, dass ein Stoff ohne Höchstmengenbeschränkung für Lebensmittel allgemein zugelassen ist. Im Text finden Sie jeweils die gebräuchlichsten Beispiele. **E** bedeutet »Eigenschaften«, **V** heißt »Verwendung«, und **S** steht für die Einstufung der Sicherheit beziehungsweise (Un-)Bedenklichkeit eines Lebensmittels.

Gesetzliche Regelungen

In der Behördensprache sind Zusatzstoffe nach dem Lebensmittel-, Bedarfsgegenstände- und Futtermittelgesetzbuch (LFGB) Stoffe, die Lebensmitteln zugesetzt werden, um deren Beschaffenheit zu beeinflussen oder bestimmte Eigenschaften oder Wirkungen zu erzielen. In der Zutatenliste sind die Stoffe nach ihrer mengenmäßigen Verwendung aufgelistet: Die größte Zutatenmenge steht an erster Stelle, die kleinste am Ende.

Zusatzstoff oder nicht?

Ausgenommen von der Zusatzstoffregelung sind Stoffe mit Lebensmittelcharakter, die hinsichtlich ihrer Wirkung, Verträglichkeit und Bekömmlichkeit überwiegend wegen ihres Nähr-, Geruchs- oder Geschmackswertes oder als Genussmittel verwendet werden, sowie Trink- und Tafelwasser. So ist zum Beispiel Eigelb kein Zusatzstoff, obwohl es bestimmte Eigenschaften (Aussehen, Farbe) eines Lebensmittels beeinflusst; denn in erster Linie wird es wegen seines Nähr- und Geschmackswertes verwendet.
Viele Zusatzstoffe werden lediglich bei der Produktion eingesetzt und sind im fertigen Produkt nicht mehr oder nur noch in Spuren zu finden. Verunreinigungen und Rückstände sind keine Zusatzstoffe, etwa aus Konservendosen freigesetztes Zinn.
Das Lebensmittelrecht stellt eine Reihe von Stoffen den Zusatzstoffen gleich, weil sie in Lebensmitteln eine technologische Aufgabe zu erfüllen haben, etwa Mineralstoffe (außer Kochsalz), Aminosäuren (= Eiweißbausteine), die Vitamine A und D, Zuckeraustauschstoffe wie Sorbit (außer Fructose) sowie alle Süßstoffe.

Drei Grundvoraussetzungen

Zusatzstoffe sind eine Untergruppe der Zutaten. Wird ein Stoff oder eine Verbindung zum Zusatzstoff erklärt, erfolgt eine behördliche Zulassung nur dann, wenn er folgende drei Grundvoraussetzungen erfüllt:

- **Der Stoff muss technisch notwendig sein.** Dies kann gegeben sein, wenn die Zubereitungsform ohne Zugabe des Stoffes nicht möglich ist, etwa bei Pudding oder Sauce ohne Geliermittel. Fraglich ist, ob zum Beispiel der Zusatz von Geliermitteln zu Joghurt oder Dickmilcherzeugnissen in der Tat technisch notwendig ist.
- **Der Stoff trägt nicht zur Täuschung des Verbrauchers bei.** Ein Lebensmittel soll nicht durch farbgebende Stoffe den Eindruck erwecken, es enthalte bestimmte Zutaten. Ein Beispiel: das synthetische Färben von Eierlikör, um einen höheren Eigehalt vorzutäuschen.
- **Der Stoff muss gesundheitlich unbedenklich sein.** Dies bedeutet, dass ein Zusatzstoff beim Verzehr in der angewendeten Konzentration langfristig kein Risiko für die Gesundheit darstellt. Die festgelegten Höchstmengen sind für eine lebenslange Zufuhr der mit den Zusatzstoffen behandelten Lebensmittel abgesichert. Allergische Reaktionen und Überempfindlichkeitsreaktionen können jedoch bei der Aufnahme einiger Zusatzstoffe durchaus auftreten.

RECHTLICHE GRUNDLAGEN

In der Zusatzstoffverordnung der EU werden fast alle Lebensmittelzusatzstoffe erfasst. Außerdem wurden 31 neue, in Deutschland bisher nicht erlaubte Stoffe zugelassen. Die gestiegene Zahl der E-Nummern erklärt sich unter anderem dadurch, dass früher nicht deklarationspflichtige Stoffe aufgenommen wurden und dass die früher ebenfalls üblichen C-Nummern komplett durch E-Nummern ersetzt wurden.

ADI – Was ist das eigentlich?

Unter dem ADI = Acceptable Daily Intake versteht man die tolerierbare Tagesdosis einer bestimmten Substanz, also die Menge, die ein Mensch lebenslang jeden Tag aufnehmen kann, ohne gesundheitliche Schäden davonzutragen. Diese Menge wird in Milligramm (= 1/1000 Gramm) je Kilogramm Körpergewicht angegeben. Die tolerierbare Tagesdosis eines neuen Lebensmittelzusatzstoffes wird vom Anwender (Hersteller) durch moderne Verfahren, zum Beispiel unter Verwendung von Zellkulturen ermittelt, und von der Kontrollbehörde überprüft. Die früher durchgeführten Tierversuche werden heute praktisch nicht mehr eingesetzt.

SO KÖNNEN SIE DEN ADI AUSRECHNEN

Erster Schritt: Der ADI für Natriumnitrit (konservierender Zusatzstoff beim Pökeln von Fleisch) beträgt 0,1 mg/kg. Das bedeutet: Ein 70 kg schwerer Erwachsener darf täglich 7 mg (70 x 0,1 mg) Natriumnitrit zu sich nehmen, ohne mit gesundheitlichen Schäden rechnen zu müssen, ein 20 kg schweres Kind darf hingegen nicht mehr als 2 mg (20 x 0,1 mg) pro Tag aufnehmen.

Zweiter Schritt: Wie viele Fleischwaren, die mit Natriumnitrit gepökelt wurden, darf ich essen? Zum Beispiel sollen in Brüh- und Kochwürsten als gesetzlich erlaubte Höchstmenge nicht mehr als 100 mg Natriumnitrit je kg enthalten sein. Das heißt, dass ein 70 kg schwerer Erwachsener täglich lebenslang 70 g (7x 1000/100 mg) gepökelte Fleischwaren essen dürfte, ein Kind mit 20 kg Körpergewicht hingegen nur 20 g (2 x 1000/100 mg).

Lebensmittel garantiert ohne Zusatzstoffe

Hier finden Sie eine Auswahl von Lebensmitteln, die laut Gesetz keinerlei Zusatzstoffe enthalten dürfen. Die Liste schließt jedoch keineswegs aus, dass auch andere Lebensmittel, die hier nicht aufgeführt sind – insbesondere Bioprodukte –, frei von Zusatzstoffen sein können.

- frische Buttermilch
- Crème fraîche
- Kefir ohne Früchte
- Milch
- Molke ohne Früchte
- Naturjoghurt
- Quark
- Sauermilch ohne Früchte
- Saure Sahne
- Eier, frische Kartoffeln
- frisches Gemüse
- Sprossen und Keime
- frisches Obst (außer gewachste Äpfel oder oberflächenbehandelte Südfrüchte)
- frische Pilze
- Hülsenfrüchte
- Getreide(flocken)
- getrocknete Nudeln
- Reis (nicht Schnellkochreis)
- Nüsse, Samen
- reines Pflanzenöl (raffiniertem Olivenöl darf Vitamin E zugesetzt werden)
- Honig, Kaffeepulver
- natürliches Mineralwasser und Quellwasser

Farbstoffe

Das Lebensmittelrecht unterscheidet zwischen verzehrbaren Farbstoffen, die Lebensmitteln direkt zugemischt werden, und Farben, die nur für die Oberflächenfärbung verwendet werden dürfen. Diese Farben, etwa zum Färben von Käserinde und Ostereiern oder in der Umhüllung von Gelbwurst, werden in der Regel nicht mitgegessen. Eine besondere Rolle spielen Farbstoffe für kosmetische Zwecke (etwa Lippenstiftfarben). Da sie über den Mund in den Magen gelangen können, gelten hier ähnlich strenge Bestimmungen wie für die übrigen Lebensmittelfarbstoffe.

Warum werden Farbstoffe verwendet?

Meist werden Farbstoffe zum Verschönern von Lebensmitteln verwendet – dies wurde bereits von Ägyptern und Römern praktiziert. Die verwendeten Farben haben sich allerdings im Laufe der Jahre stark gewandelt. Von Naturfarben aus Pflanzen oder Erde ging die Entwicklung zu intensiv farbigen, blei-, kupfer- und quecksilberhaltigen Verbindungen. Da diese sich bald als giftig erwiesen, wurde die Verwendung einer Reihe dieser Farbstoffe mit dem ersten Farbengesetz von 1887 erstmals verboten.

In der zweiten Hälfte des 19. Jahrhunderts eröffneten sich mit der Entdeckung der leuchtenden Azo-Farbstoffe neue Möglichkeiten. Anfangs nur zum Färben von Textilien verwendet, wurden sie schon bald Lebensmitteln zugesetzt. Damit bekamen die Speisen ein appetitlicheres Aussehen – auf diese Weise konnten auch nicht mehr einwandfreie oder sogar verdorbene Waren zum Verkauf angeboten werden, da der Verbraucher über den wahren Zustand der Produkte hinweggetäuscht wurde.

Welche Farbstoffe sind zugelassen?

Von den heute zugelassenen Farbstoffen gehört die Mehrzahl in die Gruppe der Vitamine, der Provitamine sowie der natürlichen Inhaltsstoffe wie Chlorophyll, Carotinoide und Rote-Bete-Farbstoff. Ihre Unbedenklichkeit ist unumstritten – so dürfen etwa Beta-Carotin und Riboflavin den Lebensmitteln ohne Deklaration zugesetzt werden. Nur wenn durch ihren Zusatz eine bessere Qualität vorgetäuscht werden kann, etwa ein höherer Eigehalt bei Teigwaren durch eine intensivere Gelbfärbung, tritt die Deklarationspflicht in Kraft. Aber auch die synthetisch hergestellte Zuckerkulör ist in der Regel ohne Einschränkung für viele Lebensmittel zugelassen.

Welche Lebensmittel dürfen gefärbt werden?

Nach den neuesten Bestimmungen dürfen insbesondere folgende Lebensmittel gefärbt werden:

- **Süßwaren:** Zuckerüberzüge und Zuckerwaren, ausgenommen Lakritz sowie Waren, die mit Milch, Butter, Honig, Ei, Malz, Karamell, Kakao, Schokolade oder Kaffee zubereitet sind; Cocktailkirschen; kandierte Früchte (Ausnahme: Orangeat und Zitronat); Kunstspeiseeis; Marzipan und marzipanähnliche Erzeugnisse.
- **Fischerzeugnisse:** Fischrogenerzeugnisse; Garnelen in Dosen; Lachsersatz.
- **Sonstige Lebensmittel:** kalorienarme Konfitüren; Brause(pulver), künstliche Heiß- und Kaltgetränke; Creme- und Geleespeisen, Pudding, rote Grütze; süße Saucen und Suppen, ausgenommen mit Kakao, Schokolade, Kaffee, Ei und Karamell hergestellte Produkte; (Halbfett-)Margarine; Schnittkäse; Fruchtaromalikör, Kräuterbranntwein und -likör; Invertzuckercreme; Erdbeer-, Himbeer- und Kirschkonserven.

Wie werden Farbstoffe angegeben?

Eine namentliche Angabe der Farbstoffe auf den Lebensmittelpackungen ist wegen der oft langen, komplizierten chemischen Bezeichnung nicht nötig. Der Gesetzgeber schreibt vor, dass auf der Schauseite der Packung der Hinweis »gefärbt« oder »mit Farbstoff« in unmittelbarer Nähe der Bezeichnung (zum Beispiel »Himbeerbonbons – mit Farbstoff«) deutlich lesbar aufgedruckt werden muss. Am Ende der Zutatenliste werden dann die E-Nummern oder die chemischen Bezeichnungen aufgeführt.

Farbstoffe mit bekannten Nebenwirkungen

1939 stellten japanische Wissenschaftler fest, dass ein häufig verwendeter synthetischer Farbstoff im Tierversuch Krebs erzeugt. Diese Erkenntnis führte innerhalb kürzester Zeit zum Verbot aller Azo-Farben für Lebensmittelzwecke. Erst als in langen Versuchsreihen die Unschädlichkeit einiger Azo-Verbindungen nachgewiesen worden war, wurden diese wieder zugelassen. Von den heute verwendeten Farbstoffen ist immer noch eine kleine Gruppe von Verbindungen, darunter auch einige Azo-Farbstoffe, toxikologisch umstritten. Die chemische Struktur dieser vor allem in Süßwaren eingesetzten Farbstoffe wurde im Laufe der Jahre so verändert, dass sie im Körper nicht abgebaut und deshalb vollständig und unverändert ausgeschieden werden. Dennoch kann ein gewisses Risiko nicht bestritten werden. Es betrifft vor allem allergische Reaktionen, die bereits durch Farbstoffmengen von millionstel Gramm ausgelöst werden können. Besonders häufig ist dies bei Tartrazin-Gelb (E 102) der Fall. Von allergischen Reaktionen durch Azo-Verbindungen sind Menschen betroffen, die auf Acetylsalicylsäure (Wirkstoff von Aspirin) und Salicylate allergisch reagieren, sowie Asthmatiker.

ÄNDERUNGEN SEIT 1996

Nach den in der Europäischen Gemeinschaft beschlossenen Regelungen wurden die Einsatzmöglichkeiten von Farbstoffen weiter eingeschränkt. So dürfen die Farbstoffe Erythrosin und Canthaxanthin heute nur noch in Ausnahmefällen verwendet werden. Diese Farbstoffe wurden mittlerweile als bedenklich eingestuft, ihre ADI-Werte wurden zum Teil erheblich herabgesetzt. Bis auf wenige Ausnahmen sind Azo-Farbstoffe heute verboten. Leider darf der Farbstoff Amaranth, der in den USA bereits seit 1976 verboten ist, weiterhin Aperitifweinen, Spirituosen und Fischrogen zugesetzt werden.
Wie bei allen Zusatzstoffen ohne Höchstmengenangabe gilt auch bei Farbstoffen das »Quantum-satis-Prinzip« (so viel als notwendig): Lebensmittel dürfen nur bis zu ihrer natürlichen Farbintensität gefärbt werden.

Was sind Farbstabilisatoren?

Farbstabilisatoren sind eine Gruppe von Zusatzstoffen, die den Farbstoffen in ihrer Wirkung nahestehen. Sie besitzen selbst keine färbenden Eigenschaften, sind aber in der Lage, die natürliche Färbung der Lebensmittel während der Verarbeitung und Lagerung zu stabilisieren oder unerwünschte Farbabweichungen zu verhindern. So können beispielsweise das beim Pökeln von Fleischwaren verwendete Nitritpökelsalz (= Kochsalz mit 0,4 Prozent Natriumnitrit) oder das als Salpeter bezeichnete Kaliumnitrat als Farbstabilisatoren angesehen werden. Sie wandeln den roten Blutfarbstoff im Fleisch (Hämoglobin), den Muskelfarbstoff (Myoglobin) in einen back-, brat-, koch- und lagerbeständigen Farbkomplex um. Dadurch wird verhindert, dass die Fleischfarbe nach einiger Zeit von Rot nach Grau umschlägt.

Obwohl die Verwendung von Nitrit heute wegen der möglichen Bildung von krebserregenden Nitrosaminen im menschlichen Körper bei vielen Fachleuten und Verbrauchern auf Ablehnung stößt, wird nicht auf diesen Stoff verzichtet, insbesondere nicht bei der Herstellung größerer Fleischwarenmengen mit zum Teil langen Lagerzeiten. Nitrit hat eine stark bakterientötende Wirkung und unterdrückt vor allem bei luftdicht verpackten Fleischwaren das Wachstum von Botulismuserregern, die lebensgefährliche Nahrungsmittelvergiftungen hervorrufen.

Einen farbstabilisierenden Effekt hat auch die schwefelige Säure. Sie hemmt die Tätigkeit farbverändernder Enzyme und trägt zur Erhaltung des ursprünglichen Aussehens bei, etwa bei Trockenfrüchten.

FARBE UM JEDEN PREIS?

Selbst bei der Anwendung unbedenklicher Farbstoffe stellt sich die Frage nach dem Sinn der Lebensmittelfärbung. Das gängige Argument, die angeblich vom Verbraucher geforderte gleichbleibende Qualität, lässt sich entkräften, wenn wir beispielsweise auf die Färbung der aufgrund der Stallfütterung blasseren Winterbutter verzichten. Wir sollten dies tun – auch wenn sie mit dem unbedenklichen Provitamin Beta-Carotin gefärbt ist.

Als konsumbewusste Verbraucher sollten wir außerdem die Zutatenlisten auf synthetische Farbstoffe prüfen:

- Meiden Sie nach Möglichkeit synthetisch gefärbte Lebensmittel, ganz besonders aber jene, die wie bestimmte Süßwaren und Puddingpulver fast ausschließlich gefärbt verkauft werden, und
- Verzichten Sie als Allergiker auf alle Lebensmittel mit synthetischen Farbstoffen, vor allem mit Chinolingelb sowie mit Azo-Farbstoffen.

Farbstoffe

E 100	**Kurkumin;** gelborange Farbstoff, Extraktion aus der Kurkumawurzel oder synthetisch/fermentativ mithilfe von Bakterien erzeugt.
ADI-Wert: nicht festgelegt	**E** Lichtempfindlich, antioxidativ, fördert in hohen Dosen den Gallefluss.
	V Nur für: Margarine, Marmelade, Konfitüre, Kartoffelflocken, aromatisierte nichtalkoholische Getränke, Wurst, Pasteten, Senf, Backwaren, Süßigkeiten, Gewürzmischungen (Curry), Reis-/asiatische Fertiggerichte.
	S Gilt als unbedenklich, bei Veranlagung allergische Reaktion möglich, bei Allergie gegen Beifußpollen Hautrötung, Schwellung; kann Neurodermitis-Schub auslösen.
E 101 ADI-Wert: nicht festgelegt **FAL**	**Riboflavin, Laktoflavin;** (orange)gelber Farbstoff, natürliche Quelle z. B. Hefe, meist synthetisch oder mittels gentechnisch veränderter Mikroorganismen.
	E Wasserlöslich, lichtempfindlich.
	V Cremespeisen, Desserts, Speiseeis, Pudding, Süßwaren, Käse, Mayonnaise, Suppen, Teigwaren, vitaminangereicherte Produkte, aromatisierte alkoholfreie und weinhaltige Getränke; Arzneimittel und Kosmetika.
	S Gilt als unbedenklich.
E 102 ADI-Wert: 7,5 mg/kg	**Tartrazin;** zitrusgelber (Azo-)Farbstoff, synthetisch durch Azokupplung aus Erdöl.
	E Wasserlöslich, hitze-, säure-, lichtstabil.
	V Nur für: Likör, Brannt- und Obstweine, nichtalkoholische aromatisierte Getränke,

14

Brause(pulver), Feinbackwaren, gesalzene Knabberwaren, Süßwaren, Puddingpulver, Desserts, Senf, Würzsaucen, aromatisierten Schmelzkäse, Fisch- und Krebsfleischpasteten, Käserinde, Kunstdärme; Nahrungsergänzungsmittel, Arzneimittel.

S Bei entsprechender Veranlagung (pseudo-) allergische Symptome, bei Asthma und Überempfindlichkeit gegenüber Salicylsäure und Salicylaten: Symptome an Haut oder Atemwegen; Personen, die empfindlich auf Benzoesäure reagieren: (pseudo)allergische Reaktion, bei Kindern: bestehende Neurodermitis kann sich verschlechtern. Salicylate finden sich in Aspirin und diversen Früchten. Lebensmittel, die Tartrazin enthalten, müssen ab 20. Juli 2010 den folgenden Hinweis tragen: »kann Aktivität und Aufmerksamkeit bei Kindern beeinträchtigen«.

E 104 ADI-Wert: 10 mg/kg	**Chinolingelb**; künstlicher gelber Farbstoff, wird durch chemische Kondensation aus Chinolin und Phtalsäureanhydrid gewonnen. **E** Wasserlöslich, säure- und hitzestabil. **V** Nur für: alkoholfreie Getränke, Sirup, Süßwaren, Desserts, Speiseeis, Pudding, Kaugummi, Räucherfisch, aromatisierten Schmelzkäse, Feinbackwaren, Knabberwaren, Spirituosen, Obstwein, Senf, Würzsaucen, Marmelade, Konfitüre, Gelee, Nahrungsergänzungsmittel; färbt zusammen mit blau färbenden Stoffen grün. **S** Bei entsprechender Veranlagung (pseudo-) allergische Reaktion (insbesondere bei Allergikern und Menschen mit Asthma).

E 110 ADI-Wert: 2,5 mg/kg	**Gelborange S, Gelborange RGL;** orange Azo-Farbstoff, synthetisch aus Erdöl. **E** Wasserlöslich, hitze- und säurestabil. **V** Nur für: (Schokoladenmix-)Getränke, Brause(pulver), Sirup, Spirituosen, Obstwein, Süßwaren, Marzipan, Speiseeis, Pudding, Desserts, Marmelade, Konfitüre, Fruchtzubereitungen, Fischersatzprodukte, Käsesaucen, Fertigsuppen, Paniermehl, Senf, Feinbackwaren, gesalzene Knabberwaren, Schmelzkäse, Nahrungsergänzungsmittel; in Mischungen mit anderen Farbstoffen für Gelb- oder Brauntöne. **S** → Tartrazin (Seite 13)
E 120 ADI-Wert: 5 mg/kg	**Echtes Karmin, Karminsäure, Cochenille;** aus befruchteten, getrockneten Weibchen der Scharlach-Schildlaus. **E** Färbt sich in Abhängigkeit vom Säuregehalt des Lebensmittels rot; stabil gegen Hitze, Licht, Fruchtsäure. **V** Nur für: Spirituosen, Obstwein, Süßwaren, Marmelade, Konfitüre, Fruchtzubereitungen, aromatisierte Frühstückscerealien, rot geäderten Käse, essbare Überzüge für Käse und Wurst; Arzneimittel, Kosmetika. **S** → Tartrazin (Seite 13).
E 122 ADI-Wert: 4 mg/kg	**Azorubin, Carmoisin;** roter bis kastanienbrauner Azo-Farbstoff, synthetisch durch Azokupplung aus Erdöl gewonnen. **E** Chemisch eng mit E 123 Amaranth verwandt, wasserlöslich, hitze- und lichtstabil und stabil gegen Fruchtsäuren.

V Nur für: Spirituosen, Obstwein, Süßwaren, Marzipan, Speiseeis, Desserts, Fertigsuppen und -saucen, feine Backwaren, Marmelade, Konfitüre, Fruchtzubereitungen, Paniermehl, Fischersatzprodukte, Senf, Knabberwaren, Schmelzkäse, Brause(pulver), Sirup, Nahrungsergänzungsmittel; in Farbmischungen.

S Kann bei entsprechender Veranlagung/ Empfindlichkeit gegen Benzoesäure (pseudo-)- allergische Symptome auslösen, bei Asthmatikern und Menschen, die gegenüber Salicylsäure und Salicylaten empfindlich reagieren: Symptome an Haut oder Atemwegen.

E 123	**Amaranth;** roter Azo-Farbstoff, synthetisch durch Azokupplung aus Erdöl gewonnen.
ADI-Wert: 0,8 mg/kg	**E** Eng mit Azorubin verwandt, hitze- und lichtstabil, Entfärbung durch Fruchtsäuren.
	V Nur für: Kaviar, Fischrogen, Likör, Spirituosen; Arzneimittel, Kosmetika.
	S → Azorubin (Seite 15).

E 124	**Cochenillerot A, Ponceau 4 R, Victoriascharlach 4 R;** roter Azo-Farbstoff, preisgünstiger Ersatz für Echtes Karmin, synthetisch durch Azokupplung aus Erdöl gewonnen.
ADI-Wert: 4 mg/kg	**E** Wasser- und alkohollöslich, hitze- und säurestabil, instabil in basischen Lösungen.
	V Nur für: alkoholfreie Getränke, Süßwaren, Speiseeis, Desserts, Fischersatzprodukte, spanische Wurst, Gelee, Konfitüre, Marmelade, Arzneimittel, Kosmetika; in Farbmischungen.
	S → Azorubin (Seite 15). Verdacht auf Hautreaktionen wurde bisher nicht bestätigt.

E 127 ADI-Wert: 0,1 mg/kg	**Erythrosin;** jodhaltiger rosa bis roter Farbstoff, aus Jodierung von Fluorescein. **E** Wasserlöslich, hitze- und basenstabil, lichtempfindlich; einziger Farbstoff, mit dem Kirschen gefärbt werden können, ohne dass Farbe in den Saft übergeht. **V** Nur für: Cocktailkirschen, kandierte Kirschen, Obstkonserven (Kaiserkirschen); Arzneimittel und Kosmetika. **S** Höhere Mengen bewirken bei Schilddrüsenstörungen evtl. Irritationen; Beteiligung an der Entwicklung des Hyperkinetischen Syndroms bei Kindern konnte bisher nicht belegt werden; jedoch Hinweise, dass es die Blut-Hirn-Schranke überwinden kann.
E 129 ADI-Wert: 7 mg/kg	**Allurarot AC;** roter Azo-Farbstoff, synthetisch durch Azokupplung aus Erdöl. **E** Wasserlöslich. **V** Zugelassen für: Süßwaren, Speiseeis, Pudding, Desserts, alkoholfreie Getränke; in Nahrungsergänzungsmitteln und Kosmetika. **S** → Azorubin (Seite 15).
E 131 ADI-Wert: 15 mg/kg	**Patentblau V;** synthetischer blauer Farbstoff, in der Medizin zur Lymphographie verwendet. **E** Wasserlöslich, hitzestabil, ändert seine Farbe in saurer Umgebung nach Grün. **V** Nur für: Spirituosen, Obstwein, Süßwaren, Fruchtgummi, essbare Überzüge für Käse, Wurst, Feinbackwaren, Speiseeis, Desserts; Arzneimittel, Kosmetika; in Farbmischungen. **S** Gilt als unbedenklich.

E 132 ADI-Wert: 5 mg/kg	**Indigotin, Indigo-Karmin;** blauer Farbstoff, mit natürlichem Indigo verwandt, aus Phenylglycin synthetisiert oder mittels gentechnisch veränderter Organismen hergestellt; in Farbmischungen. **E** Wasserlöslich, hitzestabil, empfindlich gegenüber Säuren. **V** Nur für: Süßwaren, Kuchen, Kekse, Blätterteig, Likör, Speiseeis, Desserts; in Arzneimitteln, Kosmetika und Textilien. **S** Gilt als unbedenklich.
E 133 ADI-Wert: 0,1 mg/kg	**Brillantblau FCF, Patentblau AE, Amidoblau AE;** künstlich hergestellter blauer Farbstoff, erzeugt zusammen mit anderen Farbstoffen Grün-, Violett- oder Brauntöne. **E** Wasserlöslich, wenig hitze- und lichtbeständig, ändert in saurer Umgebung seine Farbe von Blau nach Grün. **V** Nur für: essbare Wurst- und Käseüberzüge, Süßwaren, Kuchen, Kekse, Blätterteig, Spirituosen, Obstwein, Speiseeis, Desserts. **S** Gilt als unbedenklich.
E 140 ADI-Wert: nicht festgelegt **FAL**	**Chlorophylle, Chlorophylline, Magnesiumchlorophyll, Magnesiumphaeophytin;** natürliche Farbstoffe, chemische Extraktion aus grünen Pflanzen. **E** Fettlöslich, hitze- und lichtempfindlich, instabil gegenüber Säuren, antioxidativ. **V** Süßwaren und Kaugummi, Käse, Gemüse, Konfitüre, Gelee, Marmelade, Limonade, Likör. **S** Gelten als unbedenklich.

E 141	**Kupferkomplexe der Chlorophylle, Kupfer-Chlorophyllin-Komplexe;** pflanzliche grüne Farbstoffe, mit Kupfer angereichert.
ADI-Wert: 15 mg/kg (in der Summe)	**E** Fett- und wasserlöslich, hitzeempfindlich, licht- und säurebeständig.
	V Nur für: Süßwaren und Kaugummi, bestimmte Käsesorten, in Essig/Salzlake eingelegtes Gemüse, Konfitüre, Gelee, Marmelade, Limonade, Likör; Arzneimittel und Kosmetika.
	S Gelten als unbedenklich.

E 142	**Grün S, Brillantsäuregrün;** künstlich hergestellter blaugrüner Farbstoff.
ADI-Wert: 4 mg/kg	**E** Hitze-/säurebeständig, lichtempfindlich.
	V Zugelassen für: Süßwaren, Desserts, Speiseeis; Arzneimittel, Kosmetika, Textilien.
	S Gilt als unbedenklich.

E 150a E 150b E 150c E 150d	**Zuckerkulör, Sulfitlaugen-Zuckerkulör, Ammoniak-Zuckerkulör, Ammoniumsulfit-Zuckerkulör;** pflanzlicher brauner Farbstoff, aus Erhitzen von Zucker/Stärke mithilfe von Reaktionsbeschleunigern.
ADI-Wert: nicht festgelegt	**E** Wasser- und alkohollöslich, licht- und hitzestabil, süßliches bis bitteres Aroma.
	V Für alle Lebensmittel, außer solche, in denen sie täuschend wirken würden; in: Süßwaren, Cola, Bier, Whisky und anderen Getreide-Spirituosen, Essig, Gemüse in Essig/Salzlake, Frühstückscerealien, Malzbrot, Wurstwaren, englischen Frühstückswürstchen; Arzneimittel, Kosmetika.
	S Gilt als unbedenklich.

E 151 ADI-Wert: 5 mg/kg	**Brillantschwarz FCF, Brillantschwarz PN, Schwarz PN;** violetter bis schwarzer Azo-Farbstoff, synthetisch durch Azokupplung aus Erdöl gewonnen. **E** Wasserlöslich, wenig lichtempfindlich, stabil gegenüber Säuren und Hitze. **V** Nur für: Süßwaren, Fischrogen, Fleisch- und Fischersatzprodukte aus Pflanzeneiweiß, Würzsaucen; kann nur zusammen mit E 110 und E 102 schwarz färben. **S** → Azorubin (Seite 15).
E 153 ADI-Wert: nicht fest- gelegt **FAL**	**Pflanzenkohle;** natürlicher schwarzer Farbstoff, durch Verkohlung von Holz, Torf, Braun- oder Steinkohle, Kokosnussschalen oder anderen pflanzlichen Materialien. **E** Besteht zu > 90 % aus Kohlenstoff, geruch- und geschmacklos, unlöslich, stabil gegen Hitze und Säuren. **V** Wachsüberzüge für Käse, Morbier-Käse, Dragees. **S** Gilt als unbedenklich.
E 154 ADI-Wert: 0,15 mg/kg	**Braun FK;** Mischung aus braunen bis braun- roten Azo-Farbstoffen, synthetisch durch Azo- kupplung aus Erdöl gewonnen. **E** Wasserlöslich, wenig lichtempfindlich, stabil gegen Säuren und Hitze. **V** Nur für »Kippers«, englischen Räucher- hering, zugelassen (max. 20 mg/kg). **S** In größeren Mengen Ablagerungen in inneren Organen; Abbauprodukte können Schäden an inneren Organen verursachen.

E 155

ADI-Wert:
3 mg/kg

FAL

Braun HAT; künstlich hergestellter rötlich brauner Azo-Farbstoff, synthetisch durch Azokupplung aus Erdöl gewonnen.

E Wasserlöslich, stabil gegen Säuren und Hitze (hohe Temperaturen).

V Süßwaren, Speiseeis, Kuchen, Kekse, Blätterteig, Saucen, Würzmittel.

S → Tartrazin, bei hohen Dosen Ablagerungen in Nieren und Lymphbahnen.

E 160a

ADI-Wert:
1–2 mg/kg

FAL

Carotine, Beta-Carotin; natürliche pflanzliche, gelborange Farbstoffe, aus Karotten, Pflanzenölen, Algen oder synthetisch/mittels gentechnisch veränderter Mikroorganismen.

E Fettlöslich, licht- und sauerstoffempfindlich, werden durch Ascorbinsäure stabilisiert, schützen vor oxidativem Verderb.

V Butter, Margarine, Käse, Wurst, Mayonnaise, Frühstückscerealien, Eis, Desserts.

S Gilt als unbedenklich.

E 160b

ADI-Wert:
1,5 mg/kg
für die
Summe von
Bixin und
Norbixin,
2,5 mg/kg
für Annattoex

Annato; Mischung der pflanzlichen gelben Farbstoffe Bixin und Norbixin, Extraktion aus den Samenschalen der Tropenbaumfrüchte oder pflanzlicher Öle; synthetisch durch Umwandlung des Farbstoffs Lycopin und mittels gentechnisch veränderter Mikroorganismen.

E Fettlöslich (Basis: Bixin), wasserlöslich (Basis: Norbixin), lichtempfindlich.

V Nur für: Gebäck, Desserts, Käse, Speiseeis, essbare Käse- und Wursthüllen, Knabbergebäck aus Kartoffeln oder Getreide.

S Selten: allergische Hautreaktionen.

E 160c ADI-Wert: nicht fest- gelegt **BIO**	**Capsanthin, Capsarubin, Paprikaoleoresine;** pflanzlicher orangeroter Farbstoff, Extraktion aus Paprikaschoten. **E** Fettlöslich, hitze- und lichtempfindlich. **V** Für alle Lebensmittel zugelassen, außer solche, in denen der Farbstoff zur Täuschung beitragen könnte; in: Süßwaren, Frühstückscerealien, Suppen, Saucen, Dressing, Käse, Mayonnaise, Wurst, Fleisch. **S** Gilt als unbedenklich.
E 160d ADI-Wert: nicht fest- gelegt	**Lycopin;** pflanzlicher orangeroter Farbstoff, natürlich durch Extraktion aus Tomaten, meist synthetisch oder mittels gentechnisch veränderter Mikroorganismen. **E** Fettlöslich, stabil gegen Licht, Säuren und Laugen, lichtempfindlich, antioxidativ. **V** Nur für: Schmelzkäse, Saucen, Würzmittel, Fisch- und Krebstierpasten, pflanzliche Fleisch- und Fischersatzprodukte; Arzneimittel und Kosmetika. **S** Gilt als unbedenklich.
E 160e ADI-Wert: 5 mg/kg	**Beta-Apocarotinal, Beta-apo-8'-Carotinal (C 30), Apocarotinal;** synthetischer gelborange Farbstoff, chemisch verwandt mit Beta-Carotin, kann in Vitamin A umgewandelt werden. **E** Fettlöslich, sehr hitze- und lichtempfindlich, hemmt das Ranzigwerden von Fett. **V** Nur für: Saucen, Würzmittel, Süßwaren, alkoholische Getränke, Desserts. **S** Wird größtenteils ausgeschieden; Anreicherung in der Leber möglich.

E 160f	**Beta-apo-8'-Carotinsäure-Ethylester (30), Apocarotinester, Beta-Carotinsäureester;** gelborange Farbstoff, aus Gemüse, Zitrusfrüchten und Gras synthetisiert.
ADI-Wert: 5 mg/kg	**E** Fettlöslich, relativ laugen-, licht- und hitzestabil, hemmt Ranzigwerden in fetthaltigen Lebensmitteln, antioxidativ.
	V Nur für: Saucen, Würzmittel, Süßwaren, alkoholische Getränke, Desserts.
	S Wird größtenteils ausgeschieden, Anreicherung in der Leber möglich.
E 161b	**Lutein, Xanthophyll, Tagetes-Extrakte;** natürlicher pflanzlicher orange Farbstoff, Abkömmling der Xanthophylle, aus Brennnesseln, Algen, Alfalfa-Gras, Luzernen, Palmöl oder Eidotter.
ADI-Wert: nicht festgelegt	**E** Fettlöslich, hitze-, licht-und säurestabil.
	V Nur für: Saucen, Würzmittel, Süßwaren, Kuchen, Kekse, Blätterteig, Alkoholika; in Arzneimitteln, Kosmetika, Geflügelfutter.
	S Gilt als unbedenklich.
E 161g	**Canthaxanthin;** natürlicher orange Farbstoff, in Pfifferlingen, Krebsen, Lachs; meist synthetisch.
ADI-Wert: 0,05 mg/kg	**E** Fettlöslich, hitze- und lichtempfindlich; besitzt keine Vitamin-A-Aktivität.
	V Nur für die Wurstsorte »Saucisses de Strasbourg« zugelassen.
	S Umstritten, Hinweise zu Sehstörungen bei hoher Dosis, in Bräunungsmitteln zum Einnehmen nicht mehr zugelassen, Höchstmenge in Tierfuttermitteln wurde gesenkt.

E 162 ADI-Wert: nicht fest- gelegt **FAL**	**Beetenrot, Betanin, Rote-Bete-Farbstoff;** natürlicher pflanzlicher (dunkel)roter Farbstoff, durch Auspressen und Extraktion Roter Rüben gewonnen, wird als eingedickter Rübensaft oder Pulver verwendet. **E** Wasserlöslich, wenig hitze- und lichtstabil; in einigen Untersuchungen krebspräventive Wirkung festgestellt. **V** Frühstückscerealien, Fruchtjoghurt, Desserts, Speiseeis, Kaugummi, Suppen, Saucen, Arzneimittel und Kosmetika. **S** Gilt als unbedenklich.
E 163 ADI-Wert: nicht fest- gelegt **FAL**	**Anthocyane;** pflanzliche rote bis blauviolette Farbstoffe, durch Extraktion aus schwarzem Mais, Obst oder Traubenschalen. **E** Wasserlöslich, hitze- und lichtstabil, antioxidativ, ändern Farbe je nach Säuregrad der Umgebung (basisch: blau, sauer: rot). **V** Frühstückscerealien, Käse, Konfitüre, Gelee, Getränke; Arzneimittel und Kosmetika. **S** Gelten als unbedenklich.
E 170 ADI-Wert: nicht fest- gelegt **BIO** **FAL**	**Calciumcarbonat, Kalk, Kreide;** natürlicher, weißgrauer Farbstoff aus Kalkstein, Säureregulator, Trennmittel, Trägerstoff; meist aus Calciumsalz und Soda synthetisiert. **E** Nicht löslich, hitze- und säurestabil. **V** Dragees und Überzüge, Traubensaft, Schnitt-/Raspelkäse, Beikost für Kleinkinder, Kaugummi, Backmittel; entsäuert bei Trinkwasseraufbereitung und erhöht den Härtegrad. **S** Gilt als unbedenklich.

E 171	**Titandioxid;** natürlicher weißer Farbstoff, aus dem Eisenerz Ilmenit gewonnen.
ADI-Wert: nicht festgelegt	**E** Nicht löslich, hitze-, licht- und säurestabil.
FAL	**V** Dragees, Kaugummi, Überzüge; in Arzneimitteln, Kosmetika, Sonnenschutzprodukten; Pigment in der Malerei.
	S Gilt als unbedenklich.

E 172	**Eisenoxide, Eisenhydroxide;** als Eisenoxidgelb, Eisenoxidrot und Eisenoxidschwarz zum Färben, ergeben in Mischungen untereinander oder mit Titandioxid braune Farbtöne, aus natürlichen Mineralien gewonnen, für Lebensmittel synthetisch hergestellt.
ADI-Wert: nicht festgelegt	**E** Nicht löslich, licht-, hitze-, säurestabil.
	V Zugelassen für: Dragees, Überzüge, Oliven, Käserinde; Arzneimittel, Kosmetika.
	S Gelten als unbedenklich.

E 173	**Aluminium;** natürlicher, silbrig-grauer Farbstoff, Bestandteil der Erdkruste, durch Elektrolyse aus Bauxit synthetisiert.
ADI-Wert: nicht festgelegt	**E** Nicht löslich, antioxidative Wirkung.
	V Nur für: Überzüge von Zuckerwaren, Dekoration von Kuchen und Keksen; Arzneimittel und Kosmetika.
	S In geringen Mengen unbedenklich; mit Komplexbildnern wie Zitronensäure kann sich die Aufnahme deutlich erhöhen. Wird über die Nieren ausgeschieden; bei Nierenerkrankungen evtl. Anreicherungen. Zusammenhang zwischen Aluminiumaufnahme und Alzheimer-Demenz ist bisher nicht belegt.

26

E 174	**Silber;** natürlicher silberner Farbstoff, Neben-produkt der Elektrolyse aus Silbererzen.
ADI-Wert: nicht fest-gelegt	**E** Nicht löslich, tötet Keime ab.
	V Nur für: Süßwarenüberzüge und -verzie-rungen, Likör; Trinkwasserentkeimung.
	S In sehr geringen Mengen unbedenklich.

E 175	**Gold;** natürlicher goldener Farbstoff, aus goldhaltigen Gesteinen gewonnen.
ADI-Wert: nicht fest-gelegt	**E** Nicht löslich.
	V Nur für: Süßwarenüberzüge und -verzie-rungen, Likör; Arzneimittel, Kosmetika.
	S Gilt als unbedenklich.

E 180	**Litholrubin BK, Rubinpigment BK;** roter Azo-farbstoff, durch Azokupplung aus Calcium- und Aluminiumverbindungen.
ADI-Wert: 1,5 mg/kg	**E** Nicht löslich, licht- und hitzebeständig.
	V Nur als Farbstoff für essbare Käserinde.
	S → Tartrazin, Seite 13.

E 579	**Eisengluconat (Eisensalz d. Gluconsäure)**
ADI-Wert: 0,8 mg/kg	**E** Wirkt oxidierend, wobei schwarzes Eisen-III-tannat entsteht, gilt nicht als Farbstoff.
	V Nur zum Schwarzfärben grüner Oliven.
	S Gilt als unbedenklich.

E 585	**Eisenlactat (Eisensalz der Milchsäure)**
ADI-Wert: 0,8 mg/kg	**E** → E 579, oben.
	V → E 579, oben.
	S Gilt als unbedenklich.

Konservierungsstoffe

Konservierende Stoffe sind Verbindungen, die den Verderb eines Lebensmittels durch Mikroorganismen (Bakterien, Pilze oder Hefen) verhindern oder verzögern. Nicht jede Veränderung durch Mikroorganismen ist jedoch als Lebensmittelverderb anzusehen. So sind Reifungsvorgänge beim Abhängen des Fleisches, Gärungsvorgänge bei der Sauerkrautgewinnung, bei der Herstellung von Käse oder Wein erwünschte Vorgänge, weil sie Verdaulichkeit und Aroma der Speisen verbessern.

Kein Stoff kann alles

Kein Konservierungsstoff wirkt gleichermaßen gegen alle Mikroorganismen. Die meisten eingesetzten Stoffe wirken vor allem gegen Hefen und Pilze; lediglich Benzoesäure und ihre Salze sowie die PHB-Ester schützen auch gut vor Bakterien. Deshalb werden oft mehrere Konservierungsstoffe gleichzeitig zugesetzt.

Im Gegensatz zu den Antibiotika, die als Arzneimittel eingesetzt werden, zeigen Mikroorganismen gegenüber Konservierungsstoffen kaum eine Resistenzbildung. Die vom Gesetzgeber erlaubte Dosierung kann daher immer beibehalten werden. Werden einem Lebensmittel mehrere Konservierungsstoffe gleichzeitig zugesetzt, so vermindert sich die höchstzulässige Menge entsprechend der Zahl der verwendeten Stoffe. Bei gleichzeitiger Verwendung von zwei Stoffen bedeutet dies jeweils die Hälfte, bei drei Stoffen jeweils ein Drittel der zugelassenen Höchstmengen. Damit soll eine zu hohe Belastung mit Konservierungsstoffen bei den Lebensmitteln und damit letztlich des Verbrauchers verhindert werden.

KENNZEICHNUNG VON KONSERVIERUNGSSTOFFEN

Die Verwendung von Konservierungsstoffen muss auf der Verpackung oder, bei losen Erzeugnissen, auf einem Schild neben der Ware kenntlich gemacht werden: »Mit Konservierungsstoff (Bezeichnung)«. Geschwefelte Erzeugnisse mit Ausnahme von Wein müssen mit dem Hinweis »geschwefelt« kenntlich gemacht werden.

Welche Konservierungsstoffe werden eingesetzt?

Man unterscheidet Konservierungsstoffe, die nur auf die Oberfläche von Lebensmitteln aufgebracht werden dürfen, und solche, die in das Lebensmittel eingebracht und mitverzehrt werden. Zu Letzteren gehören derzeit:

Sorbinsäure und Sorbate

Sorbinsäure wird von den meisten Menschen gut vertragen. Sie ist unwirksam gegenüber bereits im Lebensmittel vorhandenen Schimmelpilzen – verschimmelte Ware kann also nicht mit Sorbinsäure »geschönt« werden.

Benzoesäure und Benzoate

Gesundheitsschädigend ist der Einsatz der viel verwendeten Benzoesäure für Asthmatiker und Menschen, die empfindlich auf Acetylsalicylsäure (Wirkstoff des Aspirin) reagieren. Benzoesäure kommt auch natürlicherweise in Lebensmitteln vor – insbesondere in Gewürznelken, Heidelbeeren, Himbeeren, Johannisbeeren, Pflaumen und Preiselbeeren. Menschen, die auf Benzoate allergisch reagieren, sollten deshalb auch diese Lebensmittel meiden.

PHB-Ester

PHB(Para-Hydroxi-Benzoesäure)-Ester werden außer für Fischkonserven kaum angewandt, da sie bereits in geringer Konzentration den Geschmack verändern. Allergische Reaktionen sind nur in seltenen Fällen beobachtet worden.

Sulfit

Schwefelige Säure wird vor allem in Form ihrer Natrium-, Kalium- und Calciumsalze (Sulfite) als Konservierungsstoff eingesetzt. Der Gehalt an Schwefeldioxid in vielen Weinen ist so hoch, dass ein 70 kg schwerer Mensch bereits mit 1 bis 2 Gläsern die tolerierbare Tagesdosis (ADI) von 49 mg (70 x 0,7 mg) Sulfit oder Schwefeldioxid (SO_2) erreicht! Das gasförmige Schwefeldioxid wird für Trockenobst und Weinbeeren verwendet. Hier dient es der Farberhaltung sowie als Schutz gegen den Befall durch Mikroorganismen und Fraßschädlinge.

Propionsäure

Dieser Zusatzstoff, der seit Jahren in Deutschland verboten war, darf nach der EU-Regelung wieder als Konservierungsstoff für abgepacktes Schnittbrot eingesetzt werden.

Nitrit

Der Einsatz von Nitrit beim Pökeln von Fleisch ist das wirksamste Verfahren, um Lebensmittelvergiftungen zu vermeiden. Dieser Notwendigkeit stehen gesundheitliche Risiken gegenüber, deshalb wurde der ADI-Wert auf 0,1 mg festgesetzt. Ein weiteres Risiko bei der Verwendung von Pökelsalz entsteht durch die Bildung von krebserregenden Nitrosaminen. Da einige Verbindungen erst bei hohen Temperaturen in größerer Menge entstehen, ist Nitritpökelsalz für Grillwaren nicht mehr zugelassen.

Nitrat

Auch Kaliumnitrat (= Salpeter) wird zum Pökeln eingesetzt. Die antimikrobielle Wirkung entsteht aber erst
nach der Umwandlung in Nitrit, daher gewann dieses an
Bedeutung. Nitrat selbst ist nicht giftig, wird aber durch
Mikroorganismen, etwa in der Mundhöhle, in das giftige
Nitrit umgewandelt. Der Hauptanteil der Nitratbelas-
tung stammt aus konventionell erzeugtem Gemüse und
dem Trinkwasser.

Andere konservierende Stoffe

- Nisin, Natamycin, Hexamethylentetramin, Lysozym
  (nicht mitzuverzehrende Käseüberzüge), gelten bei
  korrekter Anwendung als unbedenklich.
- Dimethyldicarbonat (Getränke), gilt als unbedenklich.
- Borsäure und Borat (Kaviar), sind bei der üblicherweise
  geringen Aufnahme von Kaviar unbedenklich.
- Biphenyl, Orthophenylphenol, Natriumorthophenyl-
  phenolat, Thiabendazol (Oberflächenbehandlung der
  Schalen von Zitrusfrüchten und Bananen); die Schalen
  so behandelter Früchte sind nicht zum Verzehr geeignet.
- Paraffine und Wachse wie Bienenwachs, Carnauba-
  Wachs (siehe Seite 87 und 88).

GEFAHREN VERMEIDEN

- Sorbinsäure gilt als unbedenklich, während Benzoe-
  säure besonders von Aspirinüberempfindlichen und
  Asthmatikern gemieden werden sollte.
- Trockene Weine enthalten weniger Schwefeldioxid!
- Die Schalen behandelter Zitrusfrüchte und Bananen sind
  auch nach gründlichem Waschen nicht zum Verzehr geeignet.
- Mit Natamycin behandelte Käserinde entfernen.
- Gepökelte Fleischwaren, z. B. Kassler, möglichst nicht
  erhitzen, vor allem nicht gemeinsam mit Käse.

Konservierungsstoffe

E 200

ADI-Wert:
25 mg/kg

Sorbinsäure, Hexadien-Carbonsäure; natürlich in Ebereschenfrüchten enthalten; in mehrstufigem Verfahren synthetisiert.

E Fett- und wasserlöslich, leicht säuernd, nicht keimtötend; hemmt Wachstum von Hefen, Schimmelpilzen und Bakterien, verlängert die Haltbarkeit nur bei hygienisch einwandfreien Produkten.

V Nur für: Trockenfrüchte, zuckerreduzierte Konfitüre, Marmelade und Gelees, vorgeschnittenen Käse, Schmelzkäse, abgepacktes Brot und Backwaren, Margarine, Fleisch-, Fisch- und Meerestierersatzprodukte; Kosmetika, Kautabak, Aromen, Enzyme; in Kombination mit Benzoesäure gemeinsamer Höchstwert für: kandierte oder glasierte Früchte, in Essig/Öl/Lake eingelegtes Gemüse, Fischkonserven, Trockenfisch, andere Fischerzeugnisse, Garnelen, Kaugummi, Diätprodukte; wegen besonderer Kennzeichnungsvorschriften für Wein muss E 200 hier nicht gekennzeichnet werden.

S Wird wie Fettsäuren im Fettstoffwechsel vollständig abgebaut; in seltenen Fällen nach Verzehr Unverträglichkeitsreaktionen.

E 202
E 203

ADI-Wert:
25 mg/kg

Kaliumsorbat, Calciumsorbat; aus Sorbinsäure synthetisiert, besser löslich als Sorbinsäure, geben diese im Lebensmittel erst nach und nach ab. Dadurch wird die Haltbarkeit verlängert; es gelten dieselben Zulassungsvorschriften wie für Sorbinsäure, zur Oberflächenbehandlung getrockneter Rohwurst und getrockneten Rohschinkens eingesetzt.

E 210	**Benzoesäure, Benzolmonocarbonsäure;** in der Natur als organische Säure in geringen Mengen u. a. in Milch, Honig, Beeren; aus Methylbenzen synthetisiert, nach Aufnahme über die Nieren ausgeschieden.
ADI-Wert: 5 mg/kg	

E Hemmt in sauren Lebensmitteln das Wachstum von Hefen und Bakterien; wirkt intensiver in Kombination mit Kochsalz, Acetaten und Sulfiten.

V Nur für: alkoholfreies Fassbier, Spirituosen, zuckerreduzierte Konfitüre, Marmelade, Gelee, Oliven, Aspik; Eiermalfarben; Kosmetika, medizinische Salben; in Kombination mit Benzoesäure gemeinsamer Höchstwert.

S Insbesondere bei Asthma oder Allergie gegen Salicylsäure und Salicylate können Allergien und (pseudo)allergische Symptome auftreten; die Aufnahme großer Mengen über einen längeren Zeitraum (25 mg/kg über 20 Tage) löste in Versuchen Beschwerden im Verdauungs- und Nervensystem sowie Krämpfe aus. Für Hunde- und Katzenfutter verboten, da bereits geringe Mengen für diese Tiere tödlich sind; Lebensmittel mit Benzoesäure dürfen nicht an Haustiere verfüttert werden!

E 211 E 212 E 213	**Natriumbenzoat, Kaliumbenzoat, Calciumbenzoat;** aus Benzoesäure synthetisiert, Zulassungsvorschriften siehe dort.
E 214 ADI-Wert: 10 mg/kg	**PHB-Ester, PHB-Ethylester;** aus Benzoesäure (siehe dort), Phenol und Alkohol synthetisiert; in Kosmetika und Arzneimitteln werden sie über die Darmzellen aufgenommen und über die Niere ausgeschieden.

E Stabil gegenüber Säuren, hemmen das Wachstum von Hefen, Schimmelpilzen und Bakterien, hinterlassen leicht pelziges Gefühl auf der Zunge und metallischen Geschmack.

V Vor allem zusammen mit Sorbin-/Benzoesäure (gemeinsamer Höchstwert), nur für: Oberflächenbehandlung und Gelatineüberzüge von getrockneten Fleischwaren, Knabberwaren, Süßwaren, Saucen, Feinkostsalate; Aromen, Kosmetika.

S Können Auslöser (pseudo)allergischer Reaktionen sein; für Katzen giftig, mit PHB-Ester konservierte Lebensmittel dürfen nicht an Haustiere verfüttert werden.

E 215 E 218 E 219	**PHB-Ethylester Natriumsalz, PHB-Methylester, PHB-Methylester Natriumsalz;** → PHB-Ester, E 214.
E 220 ADI-Wert: 0,7 mg/kg	**Schwefeldioxid;** durch starkes Erhitzen schwefelhaltiger Erze oder Verbrennen organischer Materialien; führt in Lebensmitteln zu Vitamin-B_1-Verlusten, für Nahrungsmittel, die zur Vitamin-B_1-Versorgung beitragen, nicht zugelassen. **E** Hemmt Wachstum von Hefen, Pilzen und Bakterien; hemmt Abbau von Farbstoffen, Vitaminen, Aromen durch Sauerstoff. **V** Nur für: gesalzenen Trockenfisch, Stärke, Sago, Graupen, Chips, weiße Gemüsesorten, getrocknete Tomaten, Trockenfrüchte, Nüsse mit Schale, Fleisch-, Fisch- und Meerestierersatzprodukte; Desinfektionsmittel in der Lebensmittelindustrie; muss ab einer Menge von 10 mg/l auf dem Weinetikett gekennzeichnet werden.

	S Kann schwere Überempfindlichkeitsreaktionen auslösen: asthmatische Zustände, Nesselsucht, Magen-Darm-Beschwerden bis hin zu anaphylaktischen Beschwerden, besonders gefährdet sind Asthmakranke, bei denen sich schon durch eine kleine Menge Schwefel (1 Glas Wein) die Schleimhäute der Bronchien verengen können.
E 221 E 222 E 223 E 224 E 226 E 227 E 228	Für **Natriumsulfit, Natriumhydrogensulfit, Natriumdisulfit, Kaliumdisulfit, Calciumsulfit, Calciumhydrogensulfit, Kaliumhydrogensulfit** gelten dieselben Zulassungsbedingungen wie für Schwefeldioxid (Seite 33).
E 231 ADI-Wert: nicht festgelegt	**Orthophenylphenol**; synthetisch hergestellter aromatischer Kohlenwasserstoff. **E** Wasser- und fettunlöslich, hemmt Wachstum von Schimmelpilzen und Bakterien. **V** Nur zur Oberflächenbehandlung von Zitrusfrüchten zugelassen. **S** Bei Hautkontakt allergische Reaktionen möglich; Hinweise auf gesundheitliche Beeinträchtigungen, abschließende Untersuchungen stehen jedoch noch aus.

NUTZUNGSÄNDERUNG

Orthophenylphenol gehört künftig nicht mehr zu den Lebensmittelzusatzstoffen, sondern wird den gesetzlichen Regelungen der Pflanzenschutzmittel unterworfen. Da es weiterhin zur Behandlung der Oberflächen von Zitrusfrüchten eingesetzt werden darf, wird es zudem auch in Zukunft eine Kennzeichnung des Stoffes geben.

E 232	**Natriumorthophenylphenolat;** → Orthophenylphenol (Seite 34).

E 234 ADI-Wert: 0,3 mg/kg	**Nisin;** Polypeptid mit antimikrobieller Wirkung; Nisin-bildende Bakterien kommen im Darm des Menschen vor; wird biotechnologisch aus Bakterienkulturen und durch gentechnisch veränderte Bakterien synthetisiert.

E Hitzestabil, empfindlich gegen Säuren, wachstumshemmend, hitzesensibilisierend, wirkt gegen die gefährlichen Clostridien sowie Bakterien, die in der Milch- und Käseherstellung Fehlaromen hervorrufen können; wird durch die gleichzeitige Anwesenheit von Fett zerstört.

V Nur für: gereiften/Schmelzkäse, Tapioka-/Grießpudding, Clotted cream, Mascarpone.

S Gilt als unbedenklich.

E 235 ADI-Wert: 0,3 mg/kg	**Natamycin;** biotechnologisch aus Pilzen der Gattung Streptomyces oder mittels gentechnisch veränderter Kulturen; in der Medizin gegen Geschlechtskrankheiten, Candida- und Pilzinfektionen der Haut, Augenerkrankungen.

E Schlecht löslich in Wasser und Alkohol, hemmt das Wachstum von Hefen und Schimmelpilzen, aber nicht von Bakterien.

V Nur zur Oberflächenbehandlung zugelassen, für: Hart- und Schnittkäse, getrocknete und gepökelte Würste; Höchstmenge von 1 mg/dm²; darf 5 mm unter der Oberfläche des Lebensmittels nicht nachweisbar sein.

S Kann zur Bildung resistenter Mikroorganismen führen.

E 239 ADI-Wert: 0,15 mg/kg	**Hexamethylentetramin;** aus Ammoniak und Formaldehyd synthetisiert, Formaldehyd wird in saurer Umgebung und Gegenwart von Eiweißen von Hexamethylentetramin abgespalten; Wirkstoff in Arzneimitteln.
	E Leicht entzündlich (Verwendung als Campingkochersprit), antimikrobiell, hemmt Wachstum von Bakterien und Hefepilzen.
	V Nur für die italienische Käsesorte »Provolone« zugelassen, der Höchstwert von 25 mg/kg bezieht sich auf freies Formaldehyd.
	S In geringen Mengen unbedenklich; Formaldehyd gilt als krebserregend, darf deshalb nicht mehr als Konservierungsstoff in Kosmetika eingesetzt werden.
E 242 ADI-Wert: nicht festgelegt	**Dimethyldicarbonat, DMDC;** aus Chlorameisensäuremethylester synthetisiert.
	E Flüssig, zerfällt zu Methanol und Kohlensäure, die keine konservierende Wirkung mehr haben; wird bei der Getränkeabfüllung in geschlossenen Systemen kurz vor der Abfüllung zugesetzt.
	V Nur für: nichtalkoholische, aromatisierte Getränke, alkoholfreien Wein, flüssige Teekonzentrate; maximal 250 mg pro Liter.
	S Gilt als unbedenklich.

KEINE DEKLARATIONSPFLICHT

DMDC darf in Getränken bei der Abgabe an den Verbraucher nicht mehr nachweisbar sein. Weil es im Endprodukt nicht mehr vorhanden ist, gilt es als technischer Hilfsstoff und muss auf der Verpackung nicht deklariert werden.

E 249 ADI-Wert: 0,06 mg/kg **BIO**	**Kaliumnitrit;** Kaliumsalz der Salpetrigen Säure, aus Kaliumnitrat synthetisiert. **E** Antimikrobiell; wandelt beim Pökeln roten Muskelfarbstoff Myoglobin in das stabilere Nitrosomyoglobin um. **V** Nur für: gepökelte Fleischerzeugnisse, Gänse- und Entenleberpastete; Höchstmenge für den Zeitpunkt der Abgabe an den Verbraucher: 50–175 mg/kg (Gesamtmenge für Kalium- und Natriumnitrit). **S** Schränkt in großen Mengen den Sauerstofftransport im Blut ein; ab etwa 0,5 g akut giftig (Blausucht); an der Bildung von Nitrosaminen beteiligt, die stark krebserregend wirken, Leber und Erbgut schädigen; vom Braten oder Grillen gepökelter Fleischwaren muss dringend abgeraten werden. Bei Säuglingen unter sechs Monaten kann Nitrit zu innerem Ersticken führen.
E 250	**Natriumnitrit;** → Kaliumnitrit E 249.
E 251 ADI-Wert: 5 mg/kg **BIO**	**Natriumnitrat;** natürlicher Bodenbestandteil, wird aus Stickstoffoxiden synthetisiert. **E** Stabilisiert die rote Fleischfarbe, wirkt antimikrobiell. **V** In Pökelsalz für: Fleischerzeugnisse, Gänse-/Entenleberpastete; Konservierungsstoff für Käse, eingelegte Heringe, Sprotten. **S** Nitrat selbst ist unbedenklich. Gesundheitliche Risiken entstehen durch Nitrite und Nitrosamine, die in den Lebensmitteln sowie im Organismus aus Nitrat gebildet werden.
E 252	**Kaliumnitrat;** → Natriumnitrat E 251.

E 280 ADI-Wert: nicht fest- gelegt	**Propionsäure;** Fettsäure, aus Ethylen, Kohlenmonoxid und Wasser synthetisiert. **E** Wasserlöslich, brennbar, stechender Geruch, verleiht Lebensmitteln charakteristischen Geschmack, hemmt das Wachstum von Bakterien, Hefen und Schimmelpilzen. **V** Nur für industriell hergestellte Backwaren: abgepacktes Brot; Brötchen und andere Teigwaren zum Fertigbacken, Christmas Pudding. **S** Gilt als unbedenklich.
E 281 **E 282** **E 283**	**Natriumpropionat, Calciumpropionat, Kaliumpropionat;** → Propionsäure.
E 284 ADI-Wert: nicht fest- gelegt	**Borsäure;** aus Borverbindungen synthetisiert. **E** Wasserlöslich, hochgiftig, antimikrobiell. **V** Nur für Echten Kaviar, Höchstmengenbeschränkung 4 g/kg (Summe aus Borsäure und Borax); in Kosmetika, Glasuren, Gläsern; in Fotoentwickler; Insektengift. **S** Reichert sich im Gewebe an, bei hohen Dosen evtl. Vergiftungserscheinungen/Nierenschäden.
E 285	**Natriumtetraborat (Borax);** → Borsäure.
E 1105 ADI-Wert: nicht fest- gelegt	**Lysozym;** Enzym, das natürlicherweise in Tränenflüssigkeit und Speichel enthalten ist, aus Hühnereiklar oder mittels gentechnisch veränderter Mikroorganismen hergestellt. **E** Gegen bestimmte Mikroorganismen. **V** Nur für gereiften Käse zugelassen. **S** Gilt als unbedenklich.

Säuerungsmittel und Säureregulatoren

Der Zusatz von Säure ist wohl die älteste Methode zur Konservierung von Lebensmitteln. Neben der geschmacklichen Veränderung wird damit eine Absenkung des pH-Wertes (Erhöhung des Säuregrades) erreicht. Da Pilze und Bakterien in der Regel säureempfindlich sind, hemmt das saure Milieu ihr Wachstum und verlängert somit die Haltbarkeit des Lebensmittels. Säureregulatoren haben die Aufgabe, den pH-Wert im Lebensmittel konstant zu halten. Die genaue Angabe des verwendeten Mittels ist nicht vorgeschrieben. Es genügt die Angabe »Säuerungsmittel« bzw. »Säureregulator«. Nur Phosphorsäure und ihre Salze, z. B. in Brühwurst, müssen einzeln genannt werden.

Säuerungsmittel

E 260 ADI-Wert: nicht festgelegt **FAL**	**Essigsäure;** Konservierungsstoff, Säuerungsmittel; aus Methylalkohol/anderen Kohlenwasserstoffen; biotechnologisch mithilfe von Bakterien aus Ethylalkohol und Sauerstoff.
	E Senkt den pH-Wert, stark keimhemmend.
	V Gemüse-/Fischkonserven, Fischmarinade, Mozzarella, Molkenkäse, Säuglings-Beikost, Weißbrot; Trägerstoff für Aromen.
	S Wird komplett abgebaut. Konzentriert stark ätzend für Haut und Schleimhäute.
E 261 **E 262** **E 263**	Für **Kaliumacetat, Natriumacetat** und **Calciumacetat** gelten dieselben Bestimmungen wie für Essigsäure (siehe oben).

E 290 ADI-Wert: nicht fest- gelegt **BIO** **FAL**	**Kohlendioxid;** natürliches Pack- und Treib-gas; für Mensch und Tier lebensnotwendig, auch als Dünger; durch Verbrennen von Koks oder aus Erdöl/Erdgas hergestellt. **E** Farb- und geruchlos, verdrängt Sauerstoff aus Verpackungen; antimikrobiell (nicht gegen Milchsäurebakterien und Clostridien). **V** Erfrischungsgetränke, Mineralwasser, Snacks, Verpackungen (Fleisch/Käse), Kaffee, Gewürze. **S** Gilt als unbedenklich.
E 296 ADI-Wert: nicht fest- gelegt **BIO** **FAL**	**Apfelsäure;** Zwischenprodukt im Stoffwech-sel, in Früchten, aus Maleinsäure oder Fumar-säure oder biotechnologisch mithilfe von Mikroorganismen synthetisiert. **E** Säuernd, antioxidativ, schützt Fett vor Ranzigwerden, verhindert Braunfärbung von angeschnittenem Obst und Gemüse. **V** Obst- und Gemüsekonserven, Saft, Konfi-türe, Getränke, Marmelade, Gelee, Backpulver, geschälte Kartoffeln; Trägerstoff für Aromen. **S** Gilt als unbedenklich.
E 297 ADI-Wert: 6 mg/kg	**Fumarsäure;** Zwischenprodukt im Stoffwech-sel, in Pflanzen, Flechten und Pilzen, aus Maleinsäure synthetisiert oder biotechno-logisch durch Mikroorganismen. **E** Bewirkt scharf-sauren Geschmack. **V** Nur für: Gelee-Desserts mit Fruchtaroma, Trockenpulver für Desserts, Instant-Frucht-getränkepulver, aromatisierte Tees, Kau-gummi, Gebäckfüllungen und -überzüge. **S** In größeren Mengen leicht abführend.

E 338 ADI-Wert: 70 mg/kg für die Summe von Phosphor- säure und aller Phos- phate	**Orthophosphorsäure;** natürlich aus Minera- lien/elektrochemisch aus Apatiten gewonnen. **E** Säuernd; stark komplexbildend. **V** Zugelassen für: Sport-/Erfrischungs- getränke, Schlagsahne, Sahneerzeugnisse, Milchgetränke, -pulver, Kaffeeweißer. **S** Verdacht auf Kalziumabbau aus den Kno- chen nicht bestätigt; ebenso der Verdacht, an der Entstehung von ADHS beteiligt zu sein.
E 339 **E 340** **E 341** **E 343** **E 450** **E 451** **E 452** **E 541** **E 1410**	Für **Natriumphosphat, Kaliumphosphat,** **Kalziumphosphat, Magnesiumphosphat,** **Diphosphat, Triphosphat, Polyphosphat,** **Natriumaluminiumphosphat** und **Phosphat-** **stärke** gelten größtenteils die gleichen Zulas- sungsbestimmungen wie für die wesentlich seltener angewandte Orthophosphorsäure (siehe oben).
E 350 **E 351** **E 352** ADI-Wert: nicht fest- gelegt **FAL**	**Natriummalat, Kaliummalat, Calciummalat;** Säureregulatoren, natürlich oder künstlich aus Apfelsäure hergestellt. **E** Säuernd, antioxidativ, verhindert Braun- färbung von angeschnittenem Gemüse, Obst. **V** Obst- und Gemüsekonserven, Konfitüre, Marmelade, Gelee, Fruchtsäfte. **S** Gelten als unbedenklich.
E 353 ADI-Wert: nicht fest- gelegt	**Metaweinsäure;** aus erhitzter Weinsäure. **E** Saurer Geschmack. **V** Nur für: Wein, Schaumwein, »made wine« aus Traubenmostkonzentrat. **S** Gilt als unbedenklich.

42

E 354 ADI-Wert: 30 mg/kg	**Calciumtartrat;** Säuerungs-/Backtriebmittel, Säureregulator, Komplexbildner; Kalziumsalz der Weinsäure, synthetisch erzeugt.

E Bildet Komplexe mit Eisen- und Schwermetallionen, wasserbindend, lockernd.

V → Weinsäure.

S Gilt als unbedenklich.

E 355
ADI-Wert: 5 mg/kg

Adipinsäure; Säuerungsmittel, Säureregulator, künstlich aus Cyclohexan.

E Milder, sauer-salziger Geschmack, unterstützt die Wirkung von Geliermitteln.

V Nur für: Gebäckfüllungen, Süßwarenüberzüge, Desserts, Getränkepulver, Kochsalzersatz.

S Gilt als unbedenklich.

E 356 E 357

Natriumadipat, Kaliumadipat; → Adipinsäure; selten angewandt.

E 363
ADI-Wert: nicht festgelegt

Bernsteinsäure; Säuerungsmittel, Geschmacksverstärker, künstlich aus Malein- oder Fumarsäure, biotechnologisch mithilfe von Mikroorganismen hergstellt.

E Leicht sauer-salziger Geschmack, farblose, kristalline Säure, schwer löslich.

V Nur für: Desserts, Suppen und Brühen, Getränkepulver; als Kochsalzersatz.

S Vom Körper vollständig verstoffwechselt.

E 380
ADI-Wert: nicht festgelegt

Triammoniumcitrat; Säuerungsmittel, Säureregulator, Komplexbildner, Schmelzsalz; Abkömmling der Citronensäure; künstlich hergestellt oder biotechnologisch mithilfe von Mikroorganismen erzeugt.

FAL

E Bildet mit Schwermetallen Komplexe.

V Konfitüre, Marmelade, Gelee, Kondens- und Trockenmilch, geschnittenes, verpacktes Gemüse, Obst und geschälte Kartoffeln, Obst- und Gemüsekonserven, Süßwaren und Desserts, Fleischprodukte, Gelierzucker; für Enzymzubereitungen; in der Pharma- und Kosmetikindustrie eingesetzt.

S Gilt als unbedenklich.

E 507

ADI-Wert: nicht festgelegt

FAL

Salzsäure; Säureregulator, kommt in der Natur vor, Bestandteil der Magensäure (Denaturierung von Eiweiß), künstlich aus Wasserstoff und Chlor hergestellt.

E Verbessert Geschmack von Lebensmitteln, gelierende Wirkung.

V Würzmittel; in der Trinkwasseraufbereitung eingesetzt, meist als Hilfsstoff, deshalb im Endprodukt meist nicht mehr vorhanden.

S Führt in konzentrierter Form zur Zerstörung von Körpergewebe (stark ätzende Wirkung).

E 508

ADI-Wert: nicht festgelegt

FAL

Kaliumchlorid; Festigungsmittel, Geschmacksverstärker, im menschlichen Stoffwechsel für Funktion von Nerven und Muskeln verantwortlich, Kaliumsalz der Salzsäure E 507, künstlich aus Kalisalz.

E Geschmacksverbessernd, gelierend.

V Fertiggerichte, Würzmittel, diätetische Lebensmittel; häufig als Hilfsstoff, deshalb im Endprodukt meist nicht mehr vorhanden.

S Führt in konzentrierter Form zur Zerstörung von Körpergewebe (ätzende Wirkung).

E 509 ADI-Wert: nicht fest- gelegt **BIO** **FAL**	**Calciumchlorid;** Festigungsmittel, Geschmacks- verstärker, Stabilisator, künstlich aus Soda- herstellung erzeugt. **E** Eiweißbindend, geschmacksverbessernd, unterstützt Wirksamkeit von Geliermitteln. **V** Konfitüre, Marmelade, Gelee, Käse, Milch- produkte, Kompott (außer Apfelkompott), Obst- und Gemüsekonserven. **S** Gilt als unbedenklich.
E 511 ADI-Wert: nicht fest- gelegt **FAL**	**Magnesiumchlorid;** Festigungsmittel, Ge- schmacksverstärker, Säureregulator, Träger- stoff, künstlich aus Meersalz hergestellt. **E** Stark wasserbindend, geschmacksverbes- sernd, Kochsalzersatz. **V** Tofu, Diät-Lebensmittel, Trinkwasser. **S** Gilt als unbedenklich.
E 512 ADI-Wert: nicht fest- gelegt	**Zinn-II-chlorid;** Zinnsalz der Salzsäure, durch chemische Reaktion gewonnen. **E** Stark reduzierende Wirkung. **V** Nur für Spargelkonserven. **S** Als Zusatzstoff unbedenklich, größere Mengen können zu Magenreizung führen.
E 513 ADI-Wert: nicht fest- gelegt **FAL**	**Schwefelsäure;** kommt in der Natur vor, künstlich aus Schwefeldioxid hergestellt. **E** Spaltet Eiweiße, Stärke. **V** Trinkwasseraufbereitung, zur Herstellung von modifizierter Stärke, Käseherstellung. **S** In konzentrierter Form Zerstörung von Körpergewebe.

E 514	**Natriumsulfate (Glaubersalz);** Säureregulatoren, Festigungsmittel, Trägerstoffe.
ADI-Wert: nicht festgelegt	**E** Fällen Milcheiweiße aus.
	V Trinkwasseraufbereitung, Trägerstoff für Farbstoffe, Glaubersalz zur Darmentleerung.
FAL	**S** In größeren Mengen stark abführend.

E 515	**Kaliumsulfate;** Säureregulatoren, Festigungsmittel, Trägerstoffe, synthetisiert.
ADI-Wert: nicht festgelegt	**E** Fällen Milcheiweiße aus.
	V Kochsalzersatz.
FAL	**S** Gelten als unbedenklich.

E 516	**Calciumsulfate;** Säureregulatoren, Festigungsmittel, Trägerstoffe; aus Weinsäure.
ADI-Wert: nicht festgelegt	**E** Fällen Milcheiweiße und Stärke aus.
	V In Backmischungen, Kochsalzersatz.
BIO **FAL**	**S** Gelten als unbedenklich.

E 517	**Ammoniumsulfate;** Trägerstoffe; künstlich.
ADI-Wert: nicht festgelegt	**E** Fällen Milcheiweiße aus.
	V Nur als Trägerstoff für andere Zusatzstoffe.
	S Gelten als unbedenklich.

E 524	**Natriumhydroxid (Natronlauge);** Säureregulator, aus Natriumchlorid-Elektrolyse.
ADI-Wert: nicht festgelegt	**E** Neutralisiert Säuren, hemmt Keime.
	V Konfitüre, Marmelade, Gelee, Laugengebäck, Kakaorohmasse, Oliven, Würzmittel.
BIO **FAL**	**S** Gilt als unbedenklich.

E 525	**Kaliumhydroxid (Kalilauge);** Säureregulator, aus Elektrolyse von Kaliumchlorid.
ADI-Wert: nicht festgelegt	**E** Neutralisiert Säuren, hemmt Keimwachstum.
BIO **FAL**	**V** Konfitüre, Marmelade, Gelee, Kakaorohmasse, Instant-Tee.
	S Gilt als unbedenklich.

E 526	**Calciumhydroxid (Kalk);** Säureregulator, aus Calciumdioxid und Wasser hergestellt.
ADI-Wert: nicht festgelegt	**E** Instabil, neutralisiert Säuren.
FAL	**V** Kakaorohmasse, Muskatnüsse.
	S Gilt als unbedenklich.

E 527	**Ammoniumhydroxid;** Säureregulator, aus Ammoniak und Wasser hergestellt.
ADI-Wert: nicht festgelegt	**E** Neutralisiert Säuren, schließt Milcheiweiß, Kakaoerzeugnisse, Eiprodukte auf.
FAL	**V** Kakaorohmassen; Oberflächenbehandlung.
	S Gilt als unbedenklich.

E 528	**Magnesiumhydroxid;** Säureregulator, Trennmittel, künstlich hergestellt.
ADI-Wert: nicht festgelegt	**E** Neutralisiert Säuren.
FAL	**V** Kakaorohmassen.
	S Gilt als unbedenklich.

| E 529 | **Calciumoxid (Branntkalk);** Säureregulator, aus Calciumhydroxid und Wasser. |
| | **E** Hitzestabil, neutralisiert Säuren. |

ADI-Wert: nicht festgelegt	**V** → Calciumhydroxid. **S** Gilt als unbedenklich.
E 574 ADI-Wert: nicht festgelegt **FAL**	**Gluconsäure;** Säuerungsmittel, Komplexbildner, kommt in Wein und Honig vor, Bestandteil lebender Zellen, biotechnologisch mithilfe von Mikroorganismen bzw. bakteriellen Enzymen hergestellt. **E** Unterstützt die Wirkung von Antioxidanzien, Gelier- und Verdickungsmitteln, stabilisiert Farbe von Lebensmitteln. **V** Desserts, Obst- und Gemüseerzeugnisse. **S** Wird vom Körper vollständig verwertet, bei Aufnahme sehr großer Mengen kann es zu Durchfall kommen.
E 575 ADI-Wert: nicht festgelegt **FAL**	**Glucono-delta-lacton;** Säuerungsmittel, durch Eindampfen von Gluconsäure E 574. **E** Leicht süßer Geschmack, verzögert Aufgehen von Teigen, säuernd, farbstabilisierend. **V** Käse, Obst- und Gemüsekonserven, Teigwaren, Rohwurst und Fischerzeugnisse, Desserts und Joghurt. **S** Gilt als unbedenklich.
E 576 E 577 E 578	**Natriumgluconat, Kaliumgluconat, Calciumgluconat;** für Gluconate gelten dieselben Zulassungsbedingungen wie für Gluconsäure (→ oben). Die leicht lösliche Verbindung wird vom Körper sehr gut aufgenommen und verwertet und deshalb auch zur Anreicherung von Lebensmitteln mit Calcium eingesetzt. In diesem Fall gilt sie nicht als Zusatzstoff.

Antioxidanzien

Ähnlich wie die klassischen Konservierungsstoffe sind Antioxidanzien Zusatzstoffe, die vor Verderb durch Anlagerung von Luftsauerstoff schützen und so eine stabilisierende Wirkung auf die inhaltliche Zusammensetzung der Lebensmittel ausüben. Bezüglich der Deklaration ist derzeit vorgeschrieben, dass der Klassenname »Antioxidationsmittel« und in der Zutatenliste die jeweilige E(U)-Nummer mit dem Namen des eingesetzten Stoffes aufgeführt werden muss.

So wirken Antioxidanzien

In zahlreichen Lebensmitteln wirken Antioxidanzien den oxidativen (durch Sauerstoff bedingten) Verderbniserscheinungen entgegen. Ohne Antioxidanzien verlieren die Lebensmittel an Vitamin A und C, Fett wird ranzig, und durch das lebensmitteleigene Enzym Polyphenoloxidase treten Verfärbungen vor allem bei Obst und Gemüse auf. Auch viele natürliche Bestandteile von Lebensmitteln wie Vitamin C und E haben antioxidative Eigenschaften. Ihre Wirkung geht jedoch bei der technischen Aufbereitung der Lebensmittel zum Teil verloren. Daher ist es notwendig, einen Verlust an Vitaminen durch Zugabe von Antioxidanzien zu verhindern.

Die zugesetzten Antioxidanzien werden bei ihrer Tätigkeit verbraucht und so mit der Zeit unwirksam. Ähnlich wie bei den chemischen Konservierungsmitteln hat sich auch bei den Antioxidanzien der gleichzeitige Einsatz mehrerer Stoffe bewährt. Auf diese Weise entfalten sie ihre Wirkung bereits bei geringen Konzentrationen, verteilen sich homogen im Lebensmittel, wirken weniger toxisch und können durch die Be- und Verarbeitung der Lebensmittel nicht gänzlich verbraucht werden (carry-through-effect). Antioxidanzien werden Speisefetten, Suppen und Würzen, Kartoffelerzeugnissen, Knabberartikeln, Marzipan-, Nougat- und Erdnussmassen sowie Kaugummiprodukten zugesetzt. Sie können entweder natürlichen Ursprungs sein (zum Beispiel Vitamine) oder auf synthetischem Wege hergestellt werden.

Harmlose und bedenkliche Stoffe

Die Mehrzahl der für Lebensmittel zugelassenen Antioxidanzien ist mit natürlichen Substanzen identisch. Sie sind für alle Lebensmittel zugelassen. Negative Auswirkungen auf die Gesundheit sind bei ihrer Verwendung nicht zu erwarten, da sie entweder natürliche Bestandteile unserer Lebensmittel sind oder von unserem Stoffwechsel gebildet beziehungsweise umgesetzt werden können.
Einige Antioxidanzien sind jedoch chemisch nicht mit den natürlichen Lebensmittelinhaltsstoffen verwandt. Sie können zum Teil schädliche Wirkungen haben und sind möglicherweise die Ursache für das Auftreten von allergischen Reaktionen. Nur dort, wo es wirtschaftlich unumgänglich und zur Abwehr von Gesundheitsrisiken sinnvoll ist, zum Beispiel bei verderbnisgefährdeten (peroxidhaltigen) Fetten, ist ihre Verwendung gerechtfertigt.
Diese Arten von Antioxidanzien sind für die folgenden Lebensmitteln zugelassen: Suppen, Brühen, Bratensaucen, Würzsaucen, jeweils in trockener Form; Kartoffel-Trockenerzeugnisse auf der Basis gekochter Kartoffeln sowie verzehrfertige Kartoffel-Trockenerzeugnisse, tiefgefrorene vorfrittierte Kartoffelerzeugnisse; Knabberwaren auf Getreidebasis; Marzipanmassen und marzipanähnliche Erzeugnisse aus anderen Ölsamen als Mandeln, Nougatmassen, Erdnussmassen und gepuffte Erdnusserzeugnisse; Kaugummi; Aromen.

Antioxidanzien

E 270	**Milchsäure;** natürliches Antioxidans, Konservierungsstoff, Säuerungsmittel, Zwischenprodukt im Stoffwechsel, biotechnologisch mithilfe verschiedener Milchsäurebakterien hergestellt; je nach verwendeter Bakterienspezies entsteht rechts- oder linksdrehende Milchsäure oder ein Gemisch aus beiden.
ADI-Wert: nicht festgelegt	
FAL	
	E Wasserlöslich, senkt pH-Wert von Lebensmitteln, hemmt Wachstum verschiedener Bakterienarten.
	V Sauer eingelegtes Gemüse, Fruchtnektar, Konfitüre, Süßwaren und Desserts, Feinkostsalate, Bier.
	S Gilt als unbedenklich. Für Säuglingsnahrung ist ausschließlich L (+)-Milchsäure zugelassen, weil der Stoffwechsel unter Umständen noch nicht in der Lage ist, links- in rechtsdrehende Milchsäure umzuwandeln.
E 300	**Ascorbinsäure (Vitamin C);** natürlich vorkommendes bzw. künstlich hergestelltes Antioxidationsmittel, Mehlbehandlungsmittel, Stabilisator, an Sauerstoffaufnahme in die Zellen und der Bildung von Kollagen beteiligt, künstlich in mehrstufigem Prozess hergestellt, biotechnologisch aus Mikroorganismen.
ADI-Wert: nicht festgelegt	
FAL	
	E Wasserlöslich, antioxidativ, verbessert die Eisenaufnahme aus der Nahrung, stimuliert das Immunsystem, verhindert Braunfärbung bei angeschnittenem Gemüse und Obst, hemmt in Kombination mit Nitritpökelsalz E die Bildung von Nitrosaminen.
	V Obst- und Gemüsekonserven, tiefgefrorene

	oder getrocknete Kartoffelprodukte, Frucht-säfte und -nektare, Konfitüre, Marmelade, Gelee, Fleisch- und Wurstwaren, Brot, Backmischungen, Bier, Wein; Mehlbehandlungsmittel zum Schutz vor Sauerstoffreaktionen.
	S Gilt als unbedenklich. Dauerhafte Überdosierung führte im Tierversuch zu Nieren- und Blasensteinen. Grund: Oxalsäure aus dem Abbau von Ascorbinsäure im Stoffwechsel.
E 301 E 302	**Natrium-L-Ascorbat, Calcium-L-Ascorbat;** → E 300 (Ascorbinsäure).
E 304 ADI-Wert: nicht festgelegt **FAL**	**Ascorbinsäureester;** Antioxidationsmittel, Stabilisatoren, Ester der Ascorbinsäure mit Palmitin- (Ascorbylpalmitat) oder Stearinsäure (Ascorbylstearat), künstlich aus Ascorbinsäure und Speisefettsäuren (aus pflanzlichen, manchmal jedoch auch tierischen Fetten).
	E Fettlöslich, geringe Vitaminwirkung, antioxidativ, unterstützen andere Antioxidanzien.
	V Speiseöl, Mayonnaise, Brat- und Backfett, Fleisch- und Wurstwaren, Weißbrot, Trockenmilcherzeugnisse, Säuglingsanfangsnahrung.
	S Gelten als unbedenklich.

VITAMIN C

Ascorbinsäureester werden besonders für fettreiche Lebensmittel eingesetzt, um den Vitamin-C-Gehalt zu erhöhen. Nur in diesem Fall dürfen sie als Vitamin C deklariert werden. Steht eine ihrer anderen Anwendungen im Vordergrund, werden sie als Ascorbylpalmitat oder Ascorbylstearat deklariert.

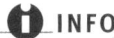 **INFO**

Lebensmittel wie ACE-Getränke werden mit Tocopherol angereichert, um den Vitamin-Gehalt zu erhöhen. Nur in diesem Fall darf es als Vitamin E deklariert werden. Ansonsten wird es als Tocopherol gekennzeichnet.

E 306 E 307 E 308 E 309	**Vitamin E, alpha-Tocopherol, gamma-Tocopherol, delta-Tocopherol;** natürliche Antioxidanzien, durch Extraktion aus Samen ölhaltiger Pflanzen gewonnen oder biotechnologisch erzeugt.
ADI-Wert: 0,15 bis 0,2 mg/kg (wenn als Vitamin wirksam) **FAL**	**E** Fettlöslich, hitzestabil, licht- und sauerstoffempfindlich, antioxidativ, hemmen die Bildung von Nitrosaminen, farbstabilisierend. **V** Speisefette/-öle, Dressings, Desserts, Kaugummi, Säuglingsanfangsnahrung. **S** Sehr hohe Mengen können den Stoffwechsel und die Blutgerinnung beeinträchtigen.
E 310 E 311 E 312	**Propylgallat, Octylgallat, Dodecylgallat;** Antioxidanzien, aus der Gallussäure mithilfe von Mikroorganismen hergestellt.
ADI-Wert: 0,5 mg/kg für die Summe aller Gallate	**E** Leicht bitter, verhindert Ranzigwerden von Fett, geschmacks- und farbstabilisierend, antioxidativ noch nach starker Erhitzung. **V** Höchstmengenbeschränkung bezieht sich auf Fettanteil; für: Kuchenmischungen, Knabberwaren, Trockensuppen, Würzmittel, Kaugummi, Aromen; große Mengen in Säuglingsnahrung verboten. **S** Kann die Mundschleimhaut reizen und bei direktem Kontakt Hautausschläge auslösen.

| E 315 E 316 ADI-Wert: 6 mg/kg | **Isoascorbinsäure, Natriumisoascorbinsäure;** Antioxidationsmittel, Stabilisatoren, künstlich hergestellt. |

E Keine Vitaminwirkung, farbstabilisierend, hemmen Nitrosaminbildung, verstärken die Wirkung anderer Antioxidanzien.

V Nur für: konservierte Fleisch- und Fischerzeugnisse, getrockneten/gefrorenen Fisch mit roter Haut, wärmebehandelte Sahne.

S Konkurrieren im Organismus mit vitaminwirksamer Ascorbinsäure; hohe Dosen verringern die Menge verfügbarer Ascorbinsäure.

| E 319 ADI-Wert: 0–0,7 mg/kg | **tertiär-Butylhydrochinon (TBHQ);** synthetisch hergestellt. |

E Antioxidativ wirksam.

V Tierische Fette, Fetthaltiges wie Schmalz, Fischöl, Rinder-, Geflügel- und Schaffett.

S Gilt als unbedenklich.

| E 320 ADI-Wert: 0,5 mg/kg | **Butylhydroxyanisol (BHA);** synthetisch. |

E Extrem hitzebeständig, antimikrobiell, antioxidativ auch nach Backen/Frittieren.

V Kuchenmischungen, Knabberwaren, Trockensuppen, Würzmittel, Kaugummi.

S Evtl. allergieähnliche Symptome; bisher keine eindeutigen Ergebnisse zur Fähigkeit, Krebs auszulösen; darf Baby- und Kleinkindnahrung nicht zugesetzt werden; erhöht die Lipid- und Cholesterinwerte im Blut, kann Verdauungsenzyme in der Leber fördern, dadurch wird der Abbau anderer Substanzen (zum Beispiel Vitamin D) erhöht.

E 321 ADI-Wert: 0,05 mg/kg	**Butylhydroxytoluol (BHT); synthetisch.** **E** Extrem hitzebeständig, schwache antimikrobielle Wirkung, antioxidativ auch nach Backen/Frittieren von Lebensmitteln. **V** Für verschiedene fetthaltige Lebensmittel zugelassen, wie Kuchenmischungen, Knabberwaren aus Getreide, Trockensuppen und Würzmittel, Kaugummi. **S** → Butylhydroxyanisol (Seite 53)
E 322 ADI-Wert: nicht fest- gelegt **FAL**	**Lecithin;** Antioxidationsmittel, Emulgator, Mehlbehandlungsmittel, Stabilisator, natürlicher fettähnlicher Stoff; aus Modifikation natürlichen Lecithins aus Sojabohnen, Sonnenblumen, Raps, Erdnüssen, Mais oder Eigelb. **E** Fett- und wasserlöslich, antioxidativ, verbessert Knet- und Formeigenschaften von Teig, verlangsamt Altbackenwerden. **V** Margarine, Mayonnaise, Schokolade, Kuchen, Kekse, Blätterteig, Instantpulver für Milch- und Kakaogetränke, Säuglingsnahrung; Futtermittel, Medikamente, Kosmetika. **S** Gilt als unbedenklich.
E 325 E 326 E 327 ADI-Wert: nicht fest- gelegt **BIO** **FAL**	**Natriumlactat, Kaliumlactat, Calciumlactat;** Feuchthaltemittel, Säureregulatoren, Schmelzsalze, Salze der Milchsäure, aus chemischer Umwandlung von Milchsäure. **E** Wasserbindend, säureregulierend, verbessern Geschmack, leicht antibakteriell. **V** Konfitüre, Marmelade, Gelee, Fleischwaren, Obst- und Gemüsekonserven, Weißbrot. **S** Gelten als unbedenklich.

E 330

ADI-Wert: nicht festgelegt

BIO
FAL

Citronensäure; Antioxidationsmittel, Komplexbildner, Säuerungsmittel, Säureregulator, Schmelzsalz, natürlich aus Pflanzen bzw. biotechnologisch mithilfe von Mikroorganismen auf zuckerhaltigen Nährböden gewonnen.

E Antioxidative Wirkung, Komplexbildung mit Schwermetallen (Stabilisierung von Fetten, Farben, Aromen), verhindert Eiweißgerinnung beim Sterilisieren, fördert Umrötung von Fleisch, verbessert Backeigenschaften; Bestandteil von WC-Reinigern, Entkalkern.

V Erfrischungsgetränke, Süßwaren, Konfitüre, Marmelade, Gelee, Speiseeis, Desserts, Fruchtsaft und -nektar, geschnittenes Gemüse und Obst, geschälte Kartoffeln, Käse, Fleisch, Teigwaren; Hilfsstoff in der Speisefettherstellung, zur Behandlung von Frischfisch.

S Wird vom Körper vollständig abgebaut, industriell hergestellte Citronensäure kann bei Schimmelpilzallergikern allergische Symptome auslösen, wirkt kariesfördernd.

E 331
E 332
E 333

ADI-Wert: nicht festgelegt

BIO
FAL

Natriumcitrat, Kaliumcitrat, Calciumcitrat; Komplexbildner, Säuerungsmittel, Säureregulatoren, Schmelzsalze, durch chemische Umwandlung der Citronensäure hergestellt.

E Antioxidative Wirkung.

V Marmelade, Gelee, Kondens- und Trockenmilch, geschnittenes Gemüse und Obst, geschälte Kartoffeln, Obst- und Gemüsekonserven, Süßwaren und Desserts, Fleischprodukte, ultrahocherhitzte Ziegenmilch.

S Gelten als unbedenklich.

E 334 E 335 E 336 E 337 ADI-Wert: 30 mg/kg (für E 337 nicht fest- gelegt) **BIO** (außer E 337) **FAL**	**Weinsäure, Natriumtartrat, Kaliumtartrat** **Natriumkaliumtartrat;** Komplexbildner, Säue- rungsmittel, Säureregulatoren, in der Natur Inhaltsstoff vieler Früchte, aus Rückständen der Weinherstellung. **E** Wirken nicht wasseranziehend, saurer Geschmack, verstärken die Wirkung von Anti- oxidanzien, verhindern Ranzigwerden von Fett, lockern Teige auf, fördern Gelierung. **V** Frucht- und Gemüsesäfte, Erfrischungs- getränke, Getränke- und Brausepulver, Obst- und Gemüsekonserven, Marmelade, Konfi- türe, Gelee, Süßwaren, Desserts, Speiseeis, Gelierzucker, Sülze; für Backemulgatoren. **S** Gelten als unbedenklich.
E 339 E 340 E 341 ADI-Wert: 70 mg/kg	**Natriumphosphate, Kaliumphosphate, Cal-** **ciumphosphate;** Komplexbildner, Säurereg- ulatoren, Schmelzsalze, in der Natur weit ver- breitet, künstlich aus Phosphorsäure. **E** Wasserbindend, säuernd, stark komplex- bildend; unterstützen Gelier,- Verdickungs- und Antioxidationswirkung anderer Zusatz- stoffe, vergrößern Teigvolumen. **V** → Phosphorsäure, Seite 41; für die Ent- härtung von Wasser, in Reinigungsmitteln, Textilien; Kaliumphosphate als Kochsalz- ersatz, Calciumphosphate als Trägerstoff für Aromen; in Zahncremes. **S** Der Verdacht, eine hohe Phosphatauf- nahme führe zum Abbau von Calcium aus den Knochen, konnte nicht bestätigt werden; ebenso der Verdacht, an Entstehung von ADHS bei Kindern beteiligt zu sein.

E 385 ADI-Wert: 2,5 mg/kg	**Calciumdinatrium-EDTA;** Komplexbildner, künstlich hergestellt. **E** Unterstützt die Wirkung von Antioxidanzien, schwach konservierend, stabilisiert Geschmack von Lebensmitteln. **V** Nur für: emulgierte Saucen, Hülsenfrucht-Konserven, Pilze, Artischocken, Krebs- und Weichtierkonserven, gefrorene Krebstiere; in Papier- und Textilien, Waschmitteln. **S** Bei Schwermetallvergiftungen, kann jedoch deren Aufnahme aus der Nahrung deutlich steigern; wird in Kläranlagen kaum abgebaut und gelangt ins Trinkwasser.
E 472c ADI-Wert: nicht fest- gelegt **FAL**	**Citronensäureester von Mono- und Diglyceriden der Speisefettsäuren;** Emulgatoren, Komplexbildner, Trägerstoffe, aus Veresterung von Glyceriden mit Citronensäure. **E** Stark komplexbildend, unterstützen die Wirkung von Antioxidanzien, schützen Fett und Backhefen vor Verderb. **V** Wurst, Brot, Kuchen, Kekse, Blätterteig, Speiseeis, Desserts, Süßwaren, Backfett. **S** Gelten als unbedenklich.
E 512 ADI-Wert: nicht fest- gelegt	**Zinn-II-chlorid;** Antioxidationsmittel, Stabilisator, im Stoffwechsel für Nerven- und Muskelfunktion verantwortlich, Zinnsalz der Salzsäure, aus Wasserstoff, Chlor hergestellt. **E** Bildet mit Eiweißen feste Verbindungen, unterstützt Wirksamkeit von Geliermitteln. **V** Nur für Spargelkonserven zugelassen. **S** Bei großen Mengen evtl. Magenreizungen.

Stabilisatoren: Dickungs- und Geliermittel

Stabilisatoren, zu denen die Dickungs- und Geliermittel sowie die Emulgatoren zählen, erhalten oder verbessern die Struktur von Lebensmitteln und ermöglichen die einheitliche Feinverteilung nicht mischbarer Stoffe. Ob ein Stabilisator als Emulgator, als Dickungsmittel oder Geliermittel bezeichnet wird, richtet sich nach seiner Verwendung. Entsprechend ihrer chemisch-physikalischen Eigenschaften wirken die Zusatzstoffe durch Gelbildung, Erhöhung der Viskosität und Bildung von Dispersionen (Feinverteilung zum Beispiel von Fetttröpfchen in Wasser). Für die Zutatenlisten ist die Angabe »Stabilisator« ohne Nennung der E-Nummer ausreichend. Werden zur Stabilisierung jedoch Phosphate zugesetzt, muss dies in der Zutatenliste kenntlich gemacht werden.

Dickungs- und Geliermittel

Hierzu zählen eine Reihe von pflanzlichen Quellstoffen, die im Gegensatz zu Emulgatoren nicht fettlöslich sind. Durch ihren chemisch-physikalischen Aufbau sind sie in der Lage, Wassermoleküle in einer Hülle um sich herum festzuhalten und damit die Beweglichkeit der Moleküle einzuschränken.
Durch die Wasserbindung quellen die Produkte stark auf und gelieren. Wichtige Anwendungsgebiete sind Cremespeisen, Desserts, Milchprodukte, Joghurt und Suppen. Da Dickungsmittel durch die Wasseraufnahme die Kaloriendichte verringern, kommen sie zusammen mit Geliermitteln in kalorienreduzierten Produkten zum Einsatz.

Dickungs- und Geliermittel

E 400 E 401 E 402 **BIO**	**Alginsäure, Natriumalginat, Kaliumalginat, Ammoniumalginat, Calciumalginat;** Geliermittel, Verdickungsmittel, Überzugsmittel, pflanzlicher Quellstoff; mithilfe alkalischer Laugen aus Braunalgen gewonnen.
E 403 E 404 ADI-Wert: nicht fest- gelegt **FAL**	**E** Wasserunlöslich, fettlöslich, hitzestabil, bindet Wasser und unterstützt Gelierung, Stabilität und Konsistenz von Lebensmitteln. **V** Konfitüre, Marmelade, Gelee, Desserts, Puddingpulver, Speiseeis, Füllungen für Backwaren, kalorienreduzierter Sahne, Aspik. **S** Werden im Dünndarm nicht aufgenommen, verringern in größeren Mengen die Aufnahme von Magnesium, Calcium, Eisen etc.
E 405 ADI-Wert: 25 mg/kg	**Propylenglycolalginat;** Verdickungsmittel, Emulgator, Stabilisator, synthetisch aus Alginsäure. **E** Wasserlöslich, säureempfindlich, bindet Calcium. **V** Bier, Wassereis, Saucen, Kaugummi. **S** Verringert in größeren Mengen die Aufnahme von Magnesium, Calcium, Eisen etc. aus der Nahrung.
E 406 ADI-Wert: nicht fest- gelegt **FAL** **BIO**	**Agar-Agar** Verdickungsmittel, Füllstoff, Quellstoff und Geliermittel, aus Rotalgen gewonnen. **E** Bildet Gele, geliert kalt, ist geschmacksneutral. **V** Konfitüre, Marmelade, Gelee, Süßwaren, Joghurt, Würzzubereitungen, Aufgüsse und

Überzüge für Fleischerzeugnisse, als Klärmittel in der Herstellung von Obstweinen, als Trägerstoff für Aromen und Zusatzstoffe.

S Wird im Dünndarm nicht aufgenommen, in größeren Mengen leicht abführend.

E 407 E 407a ADI-Wert: 75 mg/kg bzw. 20 mg/kg **BIO** **FAL**	**Carrageen, verarbeitete Euchema-Algen;** Geliermittel, Verdickungsmittel, natürlich aus Rotalgen (Euchema-Algen) gewonnen. **E** Wasserlöslich und -bindend, gelbildend. **V** Trockenmilch und Dickmilcherzeugnisse, wärmebehandelte Sahne, Dessertpulver, Eiscreme, Ketchup, Saucen, Süßigkeiten. **S** Wird unverändert ausgeschieden, kann allerdings die Aufnahme anderer Lebensmittelinhaltstoffe verringern; bei entsprechend veranlagten Menschen evtl. allergieähnliche Symptome; für Säuglingsanfangsnahrung nicht zugelassen.
E 410 ADI-Wert: nicht festgelegt **BIO** **FAL**	**Johannisbrotkernmehl;** Stabilisator, Verdickungsmittel, besteht aus den Einfachzuckern Mannose und Galaktose, durch Hitze aus den Samen des Johannisbrotbaumes gewonnen. **E** In heißem Wasser löslich, quillt in kaltem; wasserbindend, zusammen mit anderen Zusatzstoffen gelbildend, hitze- und säurestabil. **V** Backwaren, Konfitüre, Marmelade und Gelee, Obst- und Gemüsekonserven (v. a. Kastanien), Speiseeis, Milchmischgetränke. **S** Steht im Verdacht, Allergien zu begünstigen und allergische Reaktionen auszulösen; evtl. Kreuzreaktionen bei Sojaallergie.

E 412

ADI-Wert: nicht festgelegt

BIO
FAL

Guarkernmehl; Füllstoff, Geliermittel, Mehlbehandlungsmittel, Verdickungsmittel, aus den Samen des Guarbaumes gewonnen.

E Wasserlöslich, wasserbindend, zusammen mit anderen Zusatzstoffen gelbildend, verleiht kalorienreduzierten Produkten cremige Konsistenz, verbessert Schmelzeigenschaft, verringert Bildung von Eiskristallen.

V Backwaren, Suppen, Saucen, Konfitüre, Marmelade, Gelee, Obst- und Gemüsekonserven, Speiseeis, Desserts, Milchmischgetränke.

S Evtl. Allergien; kann in großen Mengen Bauchkrämpfe und Blähungen auslösen.

E 413

ADI-Wert: nicht festgelegt

BIO
FAL

Traganth; Füllstoff, Geliermittel, Verdickungsmittel, aus Pflanzensaft gewonnen.

E Wasserbindend, gibt cremiges Mundgefühl, erzeugte Konsistenz ist hitze- und säurestabil.

V Suppen, Saucen, Mayonnaise, Fertiggerichte, Gebäck, Gebäckfüllungen, Speiseeis, Desserts, Trägerstoff für andere Zusatzstoffe.

S Wird im Körper nicht verwertet, leicht abführend.

E 414

ADI-Wert: nicht festgelegt

BIO
FAL

Gummi arabicum; Füllstoff, Stabilisator, Verdickungsmittel, aus Saft von Akazien.

E Gut wasserlöslich, wasserbindend, stabilisiert Emulsionen und Schäume, verhindert Auskristallisieren von Wasser und Zucker, verstärkt Gelbildung von Gellan.

V Süßwaren, Bier, Tortenguss, Sahnesteif, Getränkepulver.

S Allergieähnliche Symptome sind möglich.

E 415 ADI-Wert: nicht fest- gelegt **BIO** **FAL**	**Xanthan;** Füllstoff, Geliermittel, Verdickungs-mittel, wird mithilfe von Bakterien erzeugt. **E** Gut löslich in Wasser, Säuren, Basen; was-serbindend, entstandene Konsistenz hitzesta-bil, gelbildend, verzögert Altbackenwerden. **V** Backwaren, Suppen und Saucen, Mayon-naise, Ketchup, Konfitüre, Marmelade, Gelees, Obst- und Gemüsekonserven, Speiseeis, Desserts, Milchmischgetränke, Sauergemüse, Fisch- und Fleischkonserven. **S** Gilt als unbedenklich.
E 416 ADI-Wert: 12,5 mg/kg	**Karaya;** Geliermittel, Stabilisator, Ver-dickungsmittel, aus Baumsaft gewonnen. **E** Wasserbindend, kaum säurestabil, nicht geschmacksneutral, quillt gut auf. **V** Nur für: Knabberwaren, Kuchenfüllungen und -überzüge, Kekse, Blätterteig, Desserts, Eierlikör. **S** Leicht abführende Wirkung, durch Verzehr großer Mengen Verdauungsbeschwerden; kann bei Einatmen oder Verwendung als Ab-führmittel allergische Reaktionen auslösen.
E 417 ADI-Wert: nicht fest- gelegt **FAL**	**Tarakernmehl;** Füllstoff, Verdickungsmittel, aus Samen des Tarastrauches gewonnen. **E** Wasserbindend, quellend, unterstützt gel-bildende Wirkung anderer Verdickungsmittel. **V** Backwaren, Konfitüre, Marmelade, Gelee, Obst-/Gemüsekonserven, Süßwaren, Würzzu-bereitungen, Aufgüsse/Überzüge für Fleisch-erzeugnisse, Speiseeis, Milchmixgetränke. **S** Gilt als unbedenklich.

E 418 ADI-Wert: nicht festgelegt **FAL**	**Gellan;** Geliermittel, Verdickungsmittel, aus Bakterien künstlich hergestellt. **E** Säure- und hitzestabil, bildet auch in geringen Mengen feste, klare Gele, verbessert Geliereigenschaften anderer Verdickungsmittel. **V** Konfitüre, Marmelade, Gelee, Süßwaren, Füllungen für Backwaren, Überzüge. **S** Kann in großen Mengen abführend wirken.
E 425 ADI-Wert: nicht festgelegt	**Konjak;** Füllstoff, Verdickungs- und Geliermittel, aus der Wurzel der Teufelszunge. **E** Quillt in Wasser zu festem Gel. **V** Mit einer Höchstmenge von 10 g/kg zugelassen, außer unbehandelte Lebensmittel und solche, die laut Gesetz nicht durch Zusatzstoffe verändert werden sollen, sowie Lebensmittel, die nach dem Verzehr aufquellen sollen, und Gelee-Süßwaren; in: Glasnudeln. **S** Bei großen Mengen evtl. Durchfall, Bauchschmerzen und Blähungen.
E 426 ADI-Wert: nicht festgelegt	**Sojabohnen-Polyose;** Emulgator, Verdickungsmittel, Stabilisator, Trennmittel, wasserlösliches Polysaccharid, mittels Heißwasserextraktion aus Sojafasern gewonnen. **E** Stabilisiert Eiweiß, verleiht cremige Konsistenz, ohne Gelbildung wasserlöslich. **V** Saucen, Aromen, Backwaren, Gelee-Süßwaren, Getränke auf Milchbasis, tiefgefrorene Lebensmittel, Trennmittel in Reis, orientalische Nudeln. **S** Muss wegen des allergenen Potenzials gekennzeichnet werden.

E 440 ADI-Wert: nicht festgelegt **BIO** **FAL**	**Pektin;** Füllstoff, Geliermittel, Stabilisator, Überzugsmittel, Verdickungsmittel; aus Fruchtschalen oder Zuckerrüben. **E** Bildet Gele, Fettersatzstoff. **V** Konfitüre, Marmelade, Gelee, Gelierzucker, Süßwaren, Desserts, Speiseeis, Tortenguss, Saucen, Mayonnaise, Dauerbackwaren. **S** Gilt als unbedenklich.
E 460 ADI-Wert: nicht festgelegt **FAL**	**Cellulose;** Füllstoff, Stabilisator, Trennmittel, chemisch aus Baumwolle oder Mais. **E** Nicht wasser-/alkohollöslich. **V** Scheiben-/Raspelkäse, Eiscreme, Kaugummi. **S** Gilt als unbedenklich.
E 461 ADI-Wert: nicht festgelegt **FAL**	**Methylcellulose;** Geliermittel, Überzugs- und Verdickungsmittel, künstlich aus Cellulose. **E** Gut wasserlöslich, wasserbindend, gelbildend, farb- und formstabilisierend. **V** Mayonnaise, Saucen, Ketchup, Desserts, Speiseeis, Fischerzeugnisse, Kuchen, Kekse, Blätterteig, »Light«-Produkte. **S** Gilt als unbedenklich.
E 463 E 464 ADI-Wert: nicht festgelegt **FAL**	**Hydroxypropylcellulose, Hydroxypropylmethylcellulose;** Emulgatoren, Füllstoffe, Stabilisatoren, Verdickungsmittel, Überzugsmittel (E 463), aus Cellulose hergestellt. **E** Gut wasserlöslich, wasserbindend, gelbildend, farb- und formstabilisierend. **V** Desserts, Speiseeis, Mayonnaise, Saucen,

	Ketchup, Fischerzeugnisse, Kuchen, Kekse, Blätterteig, kalorienreduzierte Lebensmittel.
	S Gilt als unbedenklich.
E 465 ADI-Wert: nicht fest-gelegt **FAL**	**Methylethylcellulose;** Füllstoff, Stabilisator, Trägerstoff, Verdickungsmittel, aus Cellulose. **E** Gut wasserlöslich, wasserbindend, gel-bildend, stabil in Alkohol. **V** Desserts, Likör, »Light«-Produkte. **S** Gilt als unbedenklich.
E 466 ADI-Wert: nicht fest-gelegt **FAL**	**Natriumcarboxymethylcellulose;** Überzugs-mittel, Verdickungsmittel, aus Cellulose. **E** Wasserlöslich und -bindend, gelbildend, schaumbildend und -stabilisierend. **V** Fruchtzubereitungen, Süßwaren, Nüsse, Desserts, Speiseeis, Cremes, Süßstofftablet-ten, Fleisch-, Fischerzeugnisse. **S** Gilt als unbedenklich.
E 468 ADI-Wert: nicht fest-gelegt	**Vernetzte Carboxymethylcellulose;** Füllstoff, Verdickungsmittel, aus Cellulose. **E** Nicht wasserlöslich, quillt jedoch auf. **V** Nahrungsergänzung, Süßstofftabletten. **S** → Natriumcarboxymethylcellulose.
E 1404 ADI-Wert: nicht fest-gelegt **FAL**	**Oxidierte Stärke;** Füllstoff, Trägerstoff, Ver-dickungsmittel, chemisch aus Stärke. **E** Instabil gegenüber Calcium. **V** Höchstmenge (max. 50 g/kg) gilt nur für Entwöhnungsnahrung; in: Dressings, Saucen. **S** Gilt als unbedenklich.

Emulgatoren

Diese Stoffe können sich aufgrund ihrer Molekülstruktur mit wässrigen wie nichtwässrigen (zum Beispiel fetten) Stoffen verbinden. Sie halten Fetttröpfchen in feinster Verteilung und verhindern beispielsweise, dass sich von fetthaltigen Flüssigkeiten Rahm absetzt. Auf der Zutatenliste muss lediglich der Klassenname »Emulgator« angegeben werden. Es gibt natürliche Emulgatoren, etwa aus Eidotter und Erdnüssen. Durch ihren einfachen chemischen Aufbau können sie auch ohne Weiteres synthetisch hergestellt werden. Man unterscheidet Wasser-in-Fett-Emulsionen und Fett-in-Wasser-Emulsionen. Bei Ersteren (etwa Backfette, Margarine und Butter) ist das Wasser im Fett verteilt. Dagegen sind bei Fett-in-Wasser-Emulsionen (wie Milch, Mayonnaise oder Dressings) die Fetttröpfchen in einer wasserhaltigen Flüssigkeit verteilt. Aus gesundheitlicher Sicht bestehen gegen Emulgatoren keine Bedenken, da der Organismus sie rückstandsfrei abbaut.

Emulgatoren

E 322	**Lecithin;** Emulgator, Antioxidationsmittel, Stabilisator; aus pflanzlichen Lecithin synthetisiert.
ADI-Wert: nicht festgelegt	**E** Fett- und wasserlöslich, antioxidativ, verbessert Knet- und Formeigenschaften von Teig, verlangsamt das Altbackenwerden.
	V Margarine, Mayonnaise, Schokolade, Kuchen, Kekse, Blätterteig, Instantpulver für Milchgetränke, Säuglingsnahrung.
	S Gilt als unbedenklich.

E 432 E 433 E 434 E 435 E 436 ADI-Wert: 10 mg/kg	**Polysorbat 20, 80, 40, 60 und 65;** Emulgatoren, Stabilisatoren, aus Sorbit und Fettsäuren. **E** Stabil gegen Hitze und Säuren, stabilisieren Fette und Schäume. **V** Nur für: Backfette, Diätlebensmittel, Speiseeis, Desserts, Kuchen, Kekse, Blätterteig, Saucen, Suppen, Kaugummi, pflanzliche Milch- und Sahneersatzprodukte. **S** Gelten als unbedenklich.
E 442 ADI-Wert: 30 mg/kg	**Ammoniumphosphat;** Emulgator, durch Veresterung aus Glycerin, Fettsäuren, Phosphorpentoxid sowie Ammoniak. **E** Gut wasser- und fettlöslich. **V** Nur für Kakao- und Schokoladenerzeugnisse. **S** Gilt als unbedenklich.
E 444 ADI-Wert: 10 mg/kg	**Saccharoseacetatisobutyrat;** Stabilisator, aus Saccharose hergestellt. **E** Hält Farben und Aromen stabil, sorgt dafür, dass Schwebstoffe nicht absinken. **V** Nur für: aromatisierte trübe Getränke mit weniger als 15% Vol. Alkohol. **S** Gilt als unbedenklich.
E 445 ADI-Wert: 12,5 mg/kg	**Glycerinester aus Wurzelharz;** Stabilisator, künstlich aus Glycerin und Harzsäuren. **E** Fettlöslich, verhindern Absinken von Trübstoffen, täuschen höheren Fruchtanteil vor. **V** Nur für: aromatisierte trübe Getränke mit weniger als 15% Vol. Alkohol. **S** Gelten als unbedenklich.

E 470a	**Salze der Speisefettsäuren;** Emulgatoren, Stabilisatoren, Trennmittel, Überzugsmittel. Natürlich oder künstlich aus pflanzlichen oder tierischen Fetten gewonnen.
ADI-Wert: nicht festgelegt	**E** Filmbildend, nicht säurestabil.
FAL	**V** Zwieback, Süßwaren, Süßstofftabletten, Würfelzucker, Kaugummi.
	S Gelten als unbedenklich.

E 470b	**Magnesiumsalze der Speisefettsäuren;** Trennmittel, Überzugsmittel, aus pflanzlichen oder tierischen Fetten hergestellt.
ADI-Wert: nicht festgelegt	**E** Gute Hafteigenschaften.
FAL	**V** Backpulver, Dekorzucker, Gewürzgranulat.
	S Gelten als unbedenklich.

E 471	**Mono- und Diglyceride der Speisefettsäuren;** Emulgatoren, künstlich aus Soja.
ADI-Wert: nicht festgelegt	**E** Wasserlöslich, Emulsionen bildend, entschäumend, verhindern Altbackenwerden.
FAL	**V** Schokolade, Konfitüre, Marmelade, Gelee, Sahne, Schnellkochreis, Brot, Backwaren, Wurst.
	S Gelten als unbedenklich.

E 472a	**Essigsäureester von Mono- und Diglyceriden der Speisefettsäuren;** Emulgatoren, Überzugsmittel, künstlich aus Veresterung von Glyceriden mit Essigsäure.
ADI-Wert: nicht festgelegt	**E** Filmbildend, luftbindend.
FAL	**V** Brot, Kuchen, Kekse, Blätterteig, schaumige Desserts, Suppen, Saucen, Fleischerzeugnisse.
	S Gelten als unbedenklich.

E 472b ADI-Wert: nicht festgelegt FAL	**Milchsäureester von Mono- und Diglyceriden der Speisefettsäuren;** Emulgatoren, Stabilisatoren, aus Veresterung von Mono-/Diglyceriden mit Milchsäure.
	E Eher instabil, halten Luft in Lebensmitteln.
	V Brot, Kuchen, Kekse, Blätterteig.
	S Gelten als unbedenklich.
E 472c ADI-Wert: nicht festgelegt FAL	**Citronensäureester von Mono- und Diglyceriden der Speisefettsäuren;** Emulgatoren, Komplexbildner, aus Veresterung von Glyceriden mit Citronensäure.
	E Komplexbildend, antioxidativ.
	V Wurstwaren, Brot, Kuchen, Kekse, Blätterteig, Speiseeis, Desserts, Süßwaren, Backfette.
	S Gelten als unbedenklich.
E 472d ADI-Wert: nicht festgelegt FAL	**Weinsäureester von Mono- und Diglyceriden der Speisefettsäuren;** Emulgatoren, aus Veresterung mit Weinsäure.
	E Kaum löslich, emulgierend (Öl in Wasser).
	V Backwaren; Trägerstoffe.
	S Gelten als unbedenklich.
E 472e ADI-Wert: 50 mg/kg FAL	**Diacetylweinsäureester von Mono- und Diglyceriden der Speisefettsäuren;** Emulgatoren, aus Veresterung von Glyceriden mit acetylierter Weinsäure.
	E Relativ instabil.
	V Brot, Nudeln, Kuchen, Keksen, Blätterteig, Desserts, Margarine.
	S Gelten als unbedenklich.

E 472f ADI-Wert: nicht fest- gelegt	**Gemischte Essig- und Weinsäureester von Mono- und Diglyceriden der Speisefettsäuren;** → E 472e.
E 473 E 474 ADI-Wert: 30 mg/kg (für die Summe der beiden Stoffe)	**Zuckerester von Speisefettsäuren; Zuckerglyceride;** Emulgatoren, Mehlbehandlungsmittel, künstlich aus Fettsäuremethylestern und -chloriden sowie Saccharose. **E** Schwer löslich, stark emulgierend, beeinflussen Kleistereigenschaften von Mehl und Fließfähigkeit von Schokolade, antibakteriell. **V** Nur für: abgepackten flüssigen Kaffee, Getränkeweißer, Kuchen, Kekse, Blätterteig, Süßwaren, Speiseeis, Desserts, Getränke außer Bier und Wein, Obst. **S** Gelten als unbedenklich.
E 475 ADI-Wert: 25 mg/kg	**Polyglycerinester;** Emulgatoren, Schaumverhüter, künstlich aus Glycerin und Fettsäuren. **E** Schwer löslich, hitzestabil, ermöglichen stabile Gemische von Wasser und Fett, antibakteriell. **V** Nur für: Kuchen, Kekse, Blätterteig, Süßwaren und Desserts, Getränkeweißer. **S** Gelten als unbedenklich.
E 476 ADI-Wert: 7,5 mg/kg	**Polyglycerin-Polyricinoleat;** Emulgator, aus Veresterung von Glycerin und Rizinolsäure. **E** Stark emulgierend, verbessert Wirksamkeit von Lecithin sowie Fließeigenschaften. **V** Nur für: fettarme Streichfette, Brotaufstriche, Salatsaucen, Schokoladenerzeugnisse.

	S Hohe Dosen ergaben im Tierversuch reversible Vergrößerungen der Niere und der Leber; Beobachtungen beim Menschen liegen nicht vor; über Tafelschokolade kann der ADI-Wert recht leicht erreicht werden.
E 477 ADI-Wert: 25 mg/kg	**Propylenglycolester der Speisefettsäuren;** Emulgatoren, künstlich aus Veresterung von Fettsäuren und Propylenglycol. **E** Schwach emulgierend. **V** Nur für: Kuchen, Kekse, Blätterteig, Getränkeweißer, Speiseeis, Desserts, Süßwaren. **S** Gelten als unbedenklich.
E 479b ADI-Wert: 25 mg/kg	**Thermooxidiertes Sojaöl verestert mit Mono- und Diglyceriden der Speisefettsäuren;** Emulgator, Schaumverhüter, Trennmittel. Künstlich starkes Erhitzen von Sojaöl und anschließende Veresterung mit Glyceriden. **E** Stark emulgierend. **V** Nur für: Fettemulsionen zum Braten. **S** Gelten als unbedenklich.
E 481 E 482 ADI-Wert: 20 mg/kg	**Natriumstearoyl-2-lactylat; Calciumstearoyl-2-lactylat;** Emulgatoren, Natriumsalz und Calciumsalz der Stearylmilchsäure, aus Stearin-, Milch-, Polymilchsäure. **E** Instabil, verbessern die Backeigenschaften und das Wasserbindungsvermögen von Mehl, verbessern die Schaumbildung. **V** Nur für: Kuchen, Kekse, Blätterteig, Desserts, Knabberwaren, Toastbrot, Likör. **S** Gelten als unbedenklich.

E 483 ADI-Wert: nicht fest- gelegt	**Stearyltartrat;** Emulgator, Mehlbehandlungs- mittel, künstlich aus Veresterung von Weinsäure mit Glyceriden von Fettsäuren. **E** Bildet Öl-in-Wasser-Emulsionen. **V** Nur für: Desserts, Backwaren (außer Brot). **S** Gilt als unbedenklich.
E 491 **E 492** **E 493** **E 494** ADI-Wert: 25 mg/kg	**Sorbitantristearat, Sorbitanmonostearat, Sorbitanmonolaurat, Sorbitanmonooleat, Sorbitanmonopalmitat;** Emulgatoren, künst- lich aus Sorbit und Speisefettsäuren. **E** Stark emulgierend, stabilisieren Fett-Kris- tallstruktur, stabilisieren mit Luft aufgeschla- gene Lebensmittel, steigern Löslichkeit. **V** Nur für: Kuchen, Kekse, Blätterteig, Speise- eis, Desserts, Süßwaren, Kaffeeweißer, Hefe. **S** Gelten als unbedenklich.
E 570 ADI-Wert: nicht fest- gelegt **FAL**	**Fettsäuren;** Trennmittel, Überzugsmittel, künstlich durch Isolation aus pflanzlichen oder tierischen Speisefetten hergestellt. **E** Flüssige bis wachsartige Konsistenz. **V** Kaugummi, Überzugsmittel für Obst, Roh- stoff für verschiedene Emulgatoren. **S** Gelten als unbedenklich.
E 576 **E 577** **E 578**	**Natriumgluconat, Kaliumgluconat, Calcium- gluconat;** es gelten dieselben Zulassungs- bedingungen wie für Gluconsäure. Die leicht lösliche Verbindung wird gut aufgenommen und verwertet und daher auch zur Anreiche- rung von Lebensmitteln mit Calcium einge- setzt. Dann gilt sie nicht als Zusatzstoff.

Zuckeraustauschstoffe

Zu den Zuckeraustauschstoffen zählen neben den klassischen Verbindungen Sorbit, Mannit, Maltit, Lactit und Xylit die neu aufgenommenen Stoffe Isomalt, Maltitol-Syrup und Erythrit, außerdem Fructose, die aber nicht zu den Zusatzstoffen gerechnet wird. Zuckeraustauschstoffe werden zum Teil aus Monosacchariden durch Reduktion gewonnen. Sorbit stellt man aus Glucose (Traubenzucker) her, Xylit aus Xylose (Holzzucker), Mannit aus der in einigen Früchten vorkommenden Mannose.
Da Zuckeraustauschstoffe dieselbe Energiemenge liefern wie Haushaltszucker, etwa 4 Kilokalorien je Gramm, sind sie für kalorienreduzierte Erzeugnisse sowie für Schlankheitsdiäten nicht geeignet.

Täuschende Süße

Zuckeraustauschstoffe verleihen Speisen den Geschmackseindruck »süß«, ohne dass der Körper zu ihrer Verarbeitung Insulin benötigt. Sie sind daher zum Süßen von Diabetikerspeisen geeignet und kommen dem natürlichen Geschmack der Saccharose (Haushaltszucker) am nächsten.
Der große Nachteil: Zuckeraustauschstoffe werden im Dünndarm nur sehr langsam aufgenommen beziehungsweise abgebaut. Sie gelangen daher teilweise unverändert in andere Darmabschnitte, wo sie Wasser aus dem Darmlumen ziehen und damit zu Durchfällen führen können. Aus diesem Grund müssen Zuckerwaren, Kaugummis, Marzipan und marzipanähnliche Produkte sowie Nougat-Erzeugnisse, die mehr als 10 % Zuckeraustauschstoffe enthalten, mit dem Warnhinweis »Kann bei übermäßigem Verzehr abführend wirken« versehen sein.

74

Zuckeraustauschstoffe

E 420	**Sorbit;** Süßungsmittel, Feuchthaltemittel, Füllstoff, in vielen Früchten, biotechnologisch mithilfe von Enzymen aus Glucose erzeugt.
ADI-Wert: nicht festgelegt	**E** Gut wasserlöslich, hitze- und säurestabil, kühlender Effekt auf der Zunge, nicht kariogen, ca. 50 % der Süßkraft von Zucker.
	V Energiereduzierte/zuckerfreie Desserts, Speiseeis, Süßwaren, Kaugummi; Senf, Saucen, Nahrungsergänzungsmittel; Trägerstoff für Aromen, Vitamine; Arzneimittel.
	S Größere Mengen (über 50 g pro Tag) können zu Blähungen, Bauchschmerzen und Durchfällen führen (Warnhinweis »kann bei übermäßigem Verzehr abführend wirken« bei Sorbitanteil von über 10 %); Beschwerden bei Fructose- und Sorbitunverträglichkeit.
E 421	**Mannit;** Süßungsmittel, Füllstoff, Trennmittel, biotechnologisch mithilfe von Enzymen aus Mannose oder Invertzuckersirup erzeugt.
ADI-Wert: nicht festgelegt	**E** Geruchloses, weißes Pulver, nicht kariogen, weniger als 50 % der Süßkraft von Zucker.
	V Energiereduzierte und zuckerfreie Desserts, Speiseeis, Süßwaren, Kaugummi, Senf, Saucen, Nahrungsergänzungsmittel; Trägerstoff für Aromen und Vitamine.
	S Bei entsprechender Veranlagung kann es zu Überempfindlichkeitsreaktionen kommen, größere Mengen (über 40 g pro Tag) können zu Blähungen, Bauchschmerzen und Durchfällen führen; (Warnhinweis »kann bei übermäßigem Verzehr abführend wirken« bei Mannitanteil von über 10 %).

E 953	**Isomalt;** Süßungsmittel, künstlich aus Saccharose (Haushaltszucker) hergestellt.
ADI-Wert: nicht festgelegt	**E** Weißes Salz der Cyclohexansulfaminsäure, geruchlos, hitze- und säurestabil, nicht kariogen, ca. 50 % der Süßkraft von Zucker.
	V Energiereduzierte/zuckerfreie Desserts, Speiseeis, Süßwaren, Kaugummi, Senf, Saucen.
	S Bei größeren Mengen evtl. Blähungen, Bauchschmerzen und Durchfälle (Warnhinweis »kann bei übermäßigem Verzehr abführend wirken«).
E 965	**Maltit;** Süßungs-/Feuchthaltemittel, künstlich aus Maisstärke oder biotechnologisch erzeugt.
ADI-Wert: nicht festgelegt	**E** Wasserlöslich, verhindert Austrocknen, nicht kariogen, geringere Süßkraft als Zucker.
	V Energiereduzierte und zuckerfreie Desserts, Speiseeis, Süßwaren, Kaugummi, Senf, Saucen.
	S Bei größeren Mengen evtl. Blähungen, Bauchschmerzen, Durchfälle (Warnhinweis »kann bei übermäßigem Verzehr abführend wirken«).
E 966	**Lactit;** Süßungsmittel, künstlich aus Milchzucker oder biotechnologisch hergestellt.
ADI-Wert: nicht festgelegt	**E** Wasseranziehend, leichter Kühleffekt, nicht kariogen, 30–40 % der Süßkraft von Zucker.
	V Energiereduzierte und zuckerfreie Desserts, Speiseeis, Süßwaren, Kaugummi, Senf, Saucen.
	S Bei größeren Mengen evtl. Blähungen, Bauchschmerzen, Durchfällen; (Warnhinweis »kann bei übermäßigem Verzehr abführend wirken« bei Lactitanteil über 10 %).

E 967	**Xylit;** Süßungsmittel, natürlicher Bestandteil von Früchten, Gemüse und Holz; künstlich aus Xylose oder Glucose hergestellt oder biotechnologisch erzeugt.
ADI-Wert: nicht festgelegt	

E Gut wasserlöslich, hitze- und säurestabil, nicht kariogen, 50 % der Süßkraft von Zucker.

V Energiereduzierte und zuckerfreie Desserts, Speiseeis, Süßwaren, Kaugummi; Senf, Saucen, Nahrungsergänzungsmittel; Zahncremes.

S Größere Mengen können zu Blähungen, Bauchschmerzen, Durchfällen führen (Warnhinweis »kann bei übermäßigem Verzehr abführend wirken« bei Xylitanteil über 10 %).

E 968	**Erythrit;** Süßungsmittel, Geschmacksverstärker, Feuchthaltemittel, Stabilisator, Verdickungsmittel, Füllstoff, Komplexbildner; in einigen Pflanzen sowie fermentierten Lebensmitteln, mithilfe von Pilzen aus Glucose/ Saccharose oder biotechnologisch erzeugt.
ADI-Wert: nicht festgelegt	

E Die Süßkraft beträgt 60 bis 80 % der Süßkraft von Saccharose (Haushaltszucker).

V In vielen Lebensmitteln (von Milcherzeugnissen bis Süßwaren), Süßungsmittel in Fruchtzubereitungen mit verringertem Kaloriengehalt oder ohne Zuckersatz, Lebensmittel im Allgemeinen, Fisch, Krebstiere, Schalentiere und Kopffüßer, Liköre.

S Beim Verzehr größerer Mengen kann es zu Blähungen, Bauchschmerzen und Durchfällen kommen. Lebensmittel, deren Erythritanteil bei über 10 % liegt, tragen daher den Warnhinweis »kann bei übermäßigem Verzehr abführend wirken«.

Süßstoffe

Süßstoffe sind natürliche oder synthetische Verbindungen, die eine im Vergleich zur Saccharose (Haushaltszucker) wesentlich höhere Süßkraft haben – aber keinen oder einen im Verhältnis zu ihrer Süßkraft nur geringen Energiegehalt; sie sind, im Gegensatz zu den Zuckeraustauschstoffen (ab Seite 73), praktisch kalorienfrei. Von einer bestimmten Dosierung an bleibt die Süßkraft bei den meisten Sorten konstant (»Schwellenwert«). Mit Süßstoffen versetzte Lebensmittel müssen den Hinweis »mit Süßstoff gesüßt« oder ähnlich tragen. Der Name des Stoffes muss in der Zutatenliste erscheinen.

Meist in Kombination verwendet

Verwendet man zwei Süßstoffe gleichzeitig, zum Beispiel Saccharin und Cyclamat, Saccharin und Acesulfam-K oder Cyclamat und Aspartam, werden verschiedene Geschmacksknospen auf der Zunge angeregt. Dadurch erhöht sich die relative Süßkraft der einzelnen Stoffe. Bei der gewerblichen Herstellung wie auch im Haushalt sind heutzutage Gemische von Saccharin und Cyclamat im Verhältnis 1:10 am häufigsten anzutreffen.

Acesulfam-K

Acesulfam-K (das K steht für Kaliumsalz), früher auch Acetosulfam genannt, ist ein Süßstoff mit einer dem Aspartam (siehe Seite 80) vergleichbaren Süßkraft. Der Süßstoff ist ähnlich wie Saccharin hitzebeständig und kann daher zum Süßen von Kuchen, Gebäck sowie in Getränken verwendet werden.

ACESULFAM-K

Dieser Süßstoff hat in Tests keine toxischen Wirkungen gezeigt. Der festgelegte ADI-Wert von 9 Milligramm je Kilogramm Körpergewicht (entspricht der Süßkraft von 113 Gramm Zucker pro Tag für einen 70 Kilogramm schweren Menschen) sollte jedoch nicht überschritten werden.

Thaumatin

Thaumatin wird aus den Früchten eines afrikanischen Strauches hergestellt. Das Proteingemisch hat die 2000fache Süßkraft von normalem Zucker und kann in stark verdünnter Form verwendet werden.

Neohesperidin

Dieser neu zugelassene Süßstoff wird aus verschiedenen Bromelienfrüchten, zum Beispiel der Ananas, gewonnen. Er hat ebenfalls eine sehr hohe Süßkraft.

Aspartam

Aspartam war, wie auch Acesulfam-K, bis Juni 1990 nur über den Weg einer gesetzlichen Ausnahmegenehmigung zur Verwendung bei Lebensmitteln zugelassen. Der aus den zwei Aminosäuren Phenylalanin und Asparaginsäure gebildete Süßstoff liefert im Gegensatz zu Saccharin und Cyclamat Energie, und zwar 4 Kilokalorien je Gramm. Er wird in Magen und Darm wieder in seine Bausteine gespalten und wie die anderen Eiweißbausteine verdaut. Aufgrund dieses natürlichen Abbaus kann Aspartam zu den gesundheitlich unbedenklichen Süßstoffen gerechnet werden. Vorsicht ist aber geboten bei der selten auftretenden Störung einer Aminosäureverwertung, der Phenylketonurie. Deshalb muss auf Produkten mit Aspartam ein entsprechender Warnhinweis angebracht werden.

Die Süßkraft von aspartamhaltigen Süßstoffen liegt etwa um das 180- bis 200fache höher als die von Haushaltszucker. Wie alle Eiweißverbindungen ist Aspartam nicht hitzebeständig und kann daher nicht zum Kochen oder Backen eingesetzt werden. Tafelsüßen mit einem Gehalt an Aspartam müssen mit einem entsprechenden Hinweis versehen sein. In heißen Getränken wie Kaffee oder Tee, die gleich getrunken werden, kann der Süßstoff jedoch verwendet werden, da der Abbau langsam voranschreitet.

Cyclamat

Die Süßkraft von Cyclamat beträgt nur etwa ein Zehntel der Süßkraft des Saccharins, verglichen mit Saccharose aber das 35- bis 70fache. Da mit Cyclamat auch bei überhöhter Zugabe kein unangenehmer Geschmack auftritt, besteht insbesondere bei der Verwendung im Haushalt leicht die Gefahr der Überdosierung. Cyclamat ist relativ hitzebeständig und kann daher auch zum Kochen und Backen eingesetzt werden.

Saccharin

Die Süßkraft von Saccharin beträgt je nach der gewünschten Süßkraft das 200- bis 450fache von Haushaltszucker. Der leichteren Löslichkeit wegen wird Saccharin meist als Natriumsalz hergestellt und unter dem Namen Kristallsaccharin in den Handel gebracht. Es ist koch- und backbeständig. Für gewerbliche Zwecke darf Saccharin nur in der festgelegten Menge verwendet werden.
Bei Verwendung in haushaltsüblichen Mengen kann Saccharin als gesundheitlich unbedenklich angesehen werden. Der Verdacht auf eine krebserregende Wirkung hat sich nicht bestätigt. Allerdings verstärkt sich mit zunehmender Konzentration ein unangenehmer metallischer Beigeschmack. Saccharin sollte deshalb nur möglichst sparsam eingesetzt werden.

Süßstoffe

E 950	**Acesulfam-K;** Süßungsmittel, Geschmacks-verstärker, künstlich aus Acetessigsäure.
ADI-Wert: 9 mg/kg	**E** Hitzestabil, 200fache Süßkraft von Zucker.
	V Nur für: zuckerfreie und energiereduzierte Getränke (alkoholfrei), Desserts, Brotaufstriche, Marmelade, Konfitüre, Gelee, süß-saure Konserven, Feinkostsalate, Senf, Saucen, Knabberwaren, alkoholische Getränke.
	S Gilt als unbedenklich.
E 951	**Aspartam;** Süßungsmittel, Geschmacksverstärker, chemisch oder biotechnologisch erzeugt.
ADI-Wert: 40 mg/kg	**E** Hitze-/säureinstabil, 200fache Süßkraft von Zucker.
	V → Acesulfam-K.
	S Nicht für Menschen mit Phenylketonurie. Evtl. an Krebserkrankungen beteiligt.
E 952	**Cyclamate;** Süßungsmittel, künstlich aus Cyclohexylamin und Amidosulfonsäure.
ADI-Wert: 7 mg/kg	**E** Geruchlos, hitzestabil, bitter-metallisch, 35- bis 70fache Süßkraft von Zucker.
	V Nur für: energiereduzierte und zuckerfreie Getränke, Desserts, Brotaufstriche, Konfitüre, Marmelade, Gelees, Obstkonserven.
	S Im Verdacht, Schäden an Hoden und Spermien auszulösen; Verbot für einige Lebensmittel.
E 954	**Saccharin;** Süßungsmittel, künstlich aus Toluol und Phthalsäureanhydrid hergestellt.
ADI-Wert: 2,5 mg/ kg	**E** Bitterer/metallischer Beigeschmack, 350- bis 550fache Süßkraft von Zucker.

	V → Acesulfam-K, zudem: Süßwaren auf Kakao- oders Trockenfruchtbasis.
	S Gilt als unbedenklich.
E 955 ADI-Wert: 15 mg/kg	**Sucralose**; Süßungsmittel, künstlich erzeugt aus Saccharose mit Chlorverbindungen. **E** Hitzestabil, 600fache Süßkraft von Zucker. **V** → Saccharin. **S** Gilt als unbedenklich.
E 957 ADI-Wert: nicht fest- gelegt	**Thaumatin**; Süßungsmittel, Geschmacksver-stärker, aus Süßholz oder biotechnologisch. **E** 2000- bis 3000fache Süßkraft von Zucker. **V** Nur für: Kaugummi, Süßwaren, nichtalko-holische aromatisierte Getränke, Desserts, Eis. **S** Gilt als unbedenklich.
E 959 ADI-Wert: 5 mg/kg	**Neohesperidin DC**; Geschmacksverstärker, Süßungsmittel, aus Grapefruits hergestellt. **E** Menthol- und lakritzartiger Beigeschmack, 1500fache Süßkraft von Zucker. **V** Nur für: Kaugummi, alkoholfreie »Light«-Ge-tränke, Desserts, Süßwaren, Obstkonserven, Speiseeis, Fleischerzeugnisse, Alkoholika. **S** Gilt als unbedenklich.
E 962 ADI-Wert: 20 mg/kg	**Aspartam-Acesulfamsalz**; Süßungsmittel, Geschmacksverstärker. **E** Hitze- und säureinstabil, 350fache Süß-kraft von Zucker. **V** → Aspartam und Acesulfam. **S** → Aspartam.

Weitere Zusatzstoffe

- **Phosphate:** Werden sehr vielseitig eingesetzt; Näheres finden Sie bei den einzelnen Stoffen.
- **Feuchthaltemittel:** Binden Feuchtigkeit in Back-und Süßwaren und ziehen auch Feuchtigkeit aus der Luft an.
- **Schmelzsalze:** Verhindern, dass sich bei der Herstellung von Schmelzkäse die Bestandteile voneinander trennen.
- **Mittel zur Erhaltung der Rieselfähigkeit:** Sie verhindern das Zusammenballen und Verkleben von Stoffen wie Salz oder Puderzucker, sodass diese rieselfähig bleiben.
- **Backtriebmittel:** Erzeugen beim Backen Kohlendioxid und lockern dadurch den Teig auf, etwa Natron, Pottasche und Hirschhornsalz.
- **Trennmittel:** Sie erleichtern das Trennen von angeschobenen Broten, das Ablösen aus Formen und das Aneinanderkleben von unverpackten Bonbons.
- **Geschmacksverstärker:** Intensivieren das Aroma stark verarbeiteter Lebensmittel, etwa bei Fertiggerichten und Kartoffelchips.
- **Überzugsmittel:** Verhindern Austrocknen und Aromaverlust; verzehrbar oder nicht verzehrbar.
- **Trübstabilisatoren:** Verhindern das Absetzen von Trübstoffen in Obstsäften (Kennzeichnung »naturtrüb«).
- **Schaumstabilisatoren:** Halten schaumige Zubereitungen (Back- und Süßwaren) länger stabil.
- **Modifizierte Stärken:** Sie weisen im Vergleich zu natürlicher Stärke eine höhere Wärme- oder Gefrierstabilität auf und werden vor allem zum Binden und Andicken verwendet. In der Zutatenliste müssen sie lediglich als »modifizierte Stärke« auftauchen.
- **Festigungsmittel:** Sie erhalten das Zellgewebe von Obst und Gemüse frisch oder erzeugen bzw. festigen in Kombination mit einem Geliermittel ein Gel.

Weitere Zusatzstoffe

E 422
 	
ADI-Wert: nicht festgelegt
 	
`BIO`
`FAL`
	Glycerin; Feuchthaltemittel, natürlich aus Kokosöl oder synthetisch aus Propylen.
	
	E Wasserbindend, farb- und geruchlos, leicht süß, verbessert Aroma minderwertiger Weine.
	
	V Fleischwaren, Kaugummi, Überzüge, Schokoladenerzeugnisse.
	
	S Gilt als unbedenklich.

E 450 **E 451** **E 452** ADI-Wert: 70 mg/kg	**Diphosphate, Triphosphate, Polyphosphate;** Schmelzsalze, Komplexbildner, Säureregulatoren, Stabilisatoren, aus Phosphorsäure. **E** Stark komplexbildend, säuernd, verhindern das Ausfällen von Calciumverbindungen. **V** Für: Fleischerzeugnisse, Käsezubereitungen, Desserts, Speiseeis, Mehl, Backmischungen; Reinigungsmittel, Papier (E 450); Zahn- und Mundpflegemittel (E 451); Trinkwasseraufbereitung (E 452). **S** Abbau von Calcium aus den Knochen und der Verdacht, an der Entstehung von ADHS beteiligt zu sein, wurden nicht bestätigt.

E 500
 	
ADI-Wert: nicht festgelegt
 	
`BIO`
`FAL`
	Natriumcarbonate (Soda, Natron); Backtriebmittel, Säureregulatoren, aus Ammoniak und Kohlendioxid in Natriumchloridlösung.
	
	E Vergrößern Teigvolumen, dienen dem Aufschluss von Kakao und Milcheiweiß.
	
	V Backpulver, Schokolade, Kakaoerzeugnisse, Sauerrahmbutter, Tafelwasser; Trägerstoffe für andere Zusatzstoffe.
	
	S Bei direktem Kontakt evtl. Irritationen von Haut und Augen.

E 501	**Kaliumcarbonate;** Backtriebmittel, Säureregulatoren, Trennmittel; aus Kalilauge und Kohlendioxid.
ADI-Wert: nicht festgelegt **BIO** **FAL**	**E** Bräunen, vergrößern Teigvolumen.
	V In Backpulver, Schokolade, Kakao.
	S → E 500.
E 503	**Ammoniumcarbonat (Hirschhornsalz);** Backtriebmittel, Säureregulator, aus Ammoniak und Kohlendioxid hergestellt.
ADI-Wert: nicht festgelegt **BIO** **FAL**	**E** Bräunen von Backwaren, lockert Teig.
	V Backpulver, Schokolade, Kakao.
	S Gilt als unbedenklich.
E 504	**Magnesiumcarbonat;** Säureregulator, Trennmittel; aus Magnesium und Kohlendioxid.
ADI-Wert: nicht festgelegt **BIO** **FAL**	**E** Kochsalzersatz.
	V Schokolade, Kakaoerzeugnisse, Scheiben- und Raspelkäse, Tafelwasser, Speisesalz.
	S Gilt als unbedenklich.
E 520 E 521 E 522 E 523	**Aluminiumsulfat, Aluminiumnatriumsulfat, Aluminiumkaliumsulfat, Aluminiumammoniumsulfat;** Festigungsmittel, Stabilisatoren, künstlich aus aluminiumhaltigen Mineralien mithilfe von Schwefelsäure.
ADI-Wert: 1 mg/kg	**E** Fördern Festigkeit von angeschnittenem Obst, Wursthüllen, Überzügen.
	V Nur für: Eiklar, glasiertes, kandiertes oder kristallisiertes Obst und Gemüse.
	S Bei Nierenerkrankungen evtl. Anreicherung in der Niere möglich.

E 530	**Magnesiumoxid;** Säureregulator, Trennmittel, aus Magnesiumcarbonat und Wasser.
ADI-Wert: nicht festgelegt	**E** Verhindert Verklumpen, neutralisiert Säure, schließt Milcheiweiß/Kakaorohmasse auf.
FAL	**V** Kakaorohmasse, Salz, Diät-Lebensmittel.
	S Gilt als unbedenklich.

E 535 E 536 E 538	**Natriumferrocyanid (Blutlaugensalz), Kaliumferrocyanid, Calciumferrocyanid;** Trennmittel, Abkömmlinge der Blausäure.
ADI-Wert: 0,025 mg/ kg	**E** Verbessern Rieselvermögen von Salz.
	V Nur für: Kochsalz und Kochsalzersatz.
	S Gelten in üblicher Menge als unbedenklich.

E 541	**Saures Natriumaluminiumsulfat;** Backtriebmittel, künstlich aus Phosphorsäure.
ADI-Wert: 1 mg/kg	**E** Säureträger, lockert Teige auf.
	V Nur für Biskuitgebäck, britische »Scones«.
	S → Aluminiumsulfate.

E 551 E 552 E 553a E 553b E 554 E 555 E 556 E 559	**Siliciumdioxid (Kieselsäure), Calcium- und Magnesiumsilikat, Talkum, Natrium, Kalium- und Calciumaluminiumsilikat, Aluminiumsilikat (Kaolin);** Trennmittel, Füllstoffe, Trägerstoffe, aus Quarzsand hergestellt.
	E Verhindern Verklumpen, verbessern Rieselfähigkeit.
ADI-Wert: nicht festgelegt	**V** Nur für: Trockenlebensmittel in Pulverform, Scheiben-/Raspelkäse, Würzmittel.
	S Gelten als unbedenklich.

E 558	**Bentonit;** natürlicher Trägerstoff für Farbstoffe; im Endprodukt nicht mehr vorhanden.

E 570	**Fettsäuren;** → Seite 72
E 620 E 621 E 622 E 623 E 624 E 625	**Glutamat, Mononatrium- und Monokalium-glutamat, Calciumdiglutamat, Monoammo-niumglutamat, Magnesiumdiglutamat;** Geschmacksverstärker, Bestandteil von Eiweißen, biotechnologisch synthetisiert.
	E Geschmacksverstärkend.
ADI-Wert: nicht fest- gelegt	**V** Für: Würzen, Suppen, Saucen, Fertigge-richte, Fleischprodukte, Gemüseerzeugnisse, Knabberartikel.
	S Beteiligung an Erkrankungen des zentra-len Nervensystems wurde nicht bestätigt.
E 626 E 627 E 628 E 629	**Guanylat, Dinatriumguanylat, Dikalium-guanylat, Calciumguanylat;** Geschmacksver-stärker, biotechnologisch synthetisiert.
	E Verleihen einen intensiven würzigen Ge-schmack, erhöhen die Wirkung von Glutamat.
ADI-Wert: nicht fest- gelegt	**V** Für: Würzen, Suppen, Saucen, Fertigge-richte, Gemüseerzeugnisse, Fleischprodukte, Knabberartikel.
	S Werden zu Harnsäure abgebaut; Vorsicht bei erhöhten Harnsäurewerten und Gicht.
E 630 E 631 E 632 E 633	**Inosinat, Dinatriuminosinat, Dikaliumino-sinat, Calciuminosinat;** Geschmacksverstär-ker, aus Hypoxanthin synthetisiert.
	E Würzig-süß, unterstützen Glutamat.
ADI-Wert: nicht fest- gelegt	**V** → E 626–E 629.
	S Werden zu Harnsäure abgebaut, Vorsicht bei erhöhten Harnsäurewerten und Gicht.

E 634 E 635 ADI-Wert: nicht fest- gelegt	**Calcium-5-ribonukleotid, Dinatrium-5-ribo-nukleotid;** Geschmacksverstärker, aus pflanzlichen oder tierischen Zellen. **E** Verleihen würzigen Geschmack. **V** Mit max. 500 mg/kg zugelassen; Würzen, Fertiggerichte, Getränke. **S** → E 626–E 633.
E 640 ADI-Wert: nicht fest- gelegt **FAL**	**Glycin und dessen Natriumsalze;** Geschmacksverstärker; künstlich aus Chloressigsäure und Ammoniak, natürlich aus Kollagen. **E** Leicht süß, übertönen bittere Süßstoffe. **V** Süßstofftabletten, Suppen, Saucen, Fleischerzeugnisse, Würzen. **S** Gelten als unbedenklich.
E 900 ADI-Wert: 1,5 mg/kg	**Dimethylpolysiloxan;** Schaumverhüter, Überzugsmittel, aus Sauerstoff und Silizium. **E** Verhindert Schaumbildung. **V** Nur für: Konfitüre, Marmelade, Gelee, Bratöle, Bratfette, Konserven, Kaugummi. **S** Gilt als unbedenklich.
E 901 ADI-Wert: nicht fest- gelegt	**Bienenwachs;** Füllstoff, Trennmittel, durch Ausschmelzen von Honigwaben. **E** Zähflüssig, wasserunlöslich, hält Feuchtigkeit in Lebensmitteln (Obst). **V** Süßwaren, Schokolade(nüberzüge), Knabberwaren, Nüsse, Kaffeebohnen, Obst, Kaugummi, Nahrungsergänzungsmittel; Trägerstoff für Farbstoffe. **S** Gilt als unbedenklich.

E 902	**Candelillawachs;** Trennmittel, Überzugsmittel, aus der Wüstenpflanze »Candelilla«.
ADI-Wert: nicht festgelegt	**E** Nicht wasserlöslich, hält Feuchtigkeit in Obst, verstärkt Farbeindruck; Radiergummis.
	V → Bienenwachs; Kosmetika.
	S Gilt als unbedenklich.
E 903 E 904	**Carnaubawachs; Schellack;** Trenn- und Überzugsmittel, aus der Carnaubapalme/aus den Ausscheidungen der Gummischild-Lacklaus.
ADI-Wert: nicht festgelegt	**E** Halten Feuchtigkeit in Obst.
	V → Bienenwachs; Kosmetika.
	S Gelten als unbedenklich.
E 912	**Montansäureester;** Überzugsmittel, aus Montanwachs künstlich gewonnen.
ADI-Wert: nicht festgelegt	**E** Schützen Obst vor dem Austrocknen.
	V Nur zur Oberflächenbehandlung von bestimmten Obstsorten zugelassen.
	S Können allergische Reaktionen auslösen.
E 914	**Polyethylenwachsoxidate;** Überzugsmittel, künstlich hergestellte Kohlenwasserstoffe.
ADI-Wert: nicht festgelegt	**E** Schützen Obst vor dem Austrocknen.
	V → E 912.
	S Unbedenklich, wenn nicht mitverzehrt.
E 927	**Carbamid;** Stabilisator, künstlich aus Erdgas.
	E Stark wasserbindend, farb- und geruchlos.
ADI-Wert: nicht festgelegt	**V** Nur für Kaugummi ohne Zuckerzusatz.
	S Gilt als unbedenklich.

E 938	**Argon**; Packgas, Luft enthält i. D. 0,93 Vol. % Argon, durch Destillation aus der Luft.
ADI-Wert: nicht festgelegt	**E** Farblos, geschmacklos und geruchlos, verhindert den Verderb durch Sauerstoff und Bakterien.
FAL	**S** Gilt als unbedenklich.
E 939	**Helium**; Packgas, in der Luft, aus Erdgas.
ADI-Wert: nicht festgelegt	**E** Farblos, geschmacklos und geruchlos, verhindert den Verderb durch Sauerstoff und Bakterien.
FAL	**S** Gilt als unbedenklich.
E 941	**Stickstoff**; Packgas, Treibgas, Kontaktgefriermittel, Destillation aus verflüssigter Luft.
ADI-Wert: nicht festgelegt	**E** Farb-, geschmack-, geruchlos, hemmt Schaumbildung, verhindert Verderb.
	V Kältemittel bei der Gefriertrocknung.
FAL	**S** Gilt als unbedenklich.
E 942	**Distickstoffmonoxid (Lachgas)**; Treibgas, aus Ammonnitrat gewonnen.
ADI-Wert: nicht festgelegt	**E** Farblos, leicht süß.
	V Aufgeschäumte Milchprodukte.
FAL	**S** Das reine Gas verursacht beim Einatmen Rauschzustände und Halluzinationen.
E 948	**Sauerstoff**; Packgas, Treibgas, Bestandteil der Luft, aus Ammonnitrat gewonnen.
ADI-Wert: nicht festgelegt	**E** Farb-, geruch-, geschmacklos.
	V Schutz von Frischfleischerzeugnissen.
FAL	**S** Gilt als unbedenklich.

E 999 ADI-Wert: 5 mg/kg	**Quillajaextrakt;** Schaummittel, Stabilisator, aus der Rinde des Seifenrindenbaumes. **E** Fördert Schaumbildung. **V** Nur für Cider, nichtalkoholische Getränke. **S** Evtl. allergische Reaktionen.
E 1200 ADI-Wert: nicht fest- gelegt **FAL**	**Polydextrose;** Füllstoff, Feuchthaltemittel, künstlich aus Zucker oder biotechnologisch. **E** Liefert 1–2 kcal Energie pro Gramm, wasserbindend, süßlich, hebt Volumen/Struktur. **V** Getränke, Backwaren, Süßwaren. **S** Wirkt in Mengen über 80 g/Tag abführend.
E 1201 **E 1202** ADI-Wert: nicht fest- gelegt	**Polyvinyl(poly)pyrrolidon;** Stabilisatoren, Trägerstoffe, künstlich aus Vinylpyrrolidon. **E** Wasser-/alkohollöslich, binden Trübstoffe. **V** Arzneimittel, Cremes, Klebstoff, Haarspray. **S** Gelten als unbedenklich.
E 1410 **E 1412** **E 1413** ADI-Wert: nicht fest- gelegt **FAL**	**Monostärkephosphat, Distärkephosphat, Phosphatiertes Distärkephosphat;** Stabilisatoren, Trägerstoffe, Verdickungsmittel, aus mit Phosphaten behandelter Stärke. **E** Verkleisternd, temperatur-/säurestabil. **V** Entwöhnungsnahrung, Dressings, Puddingpulver, Saucen, Trockensuppen, Backwaren. **S** Gelten als unbedenklich.
E 1414 **E 1420** **E 1422**	**Acetyliertes Distärkephosphat, Acetylierte Stärke, Acetyliertes Distärkeadipat;** Verdickungsmittel, chemisch aus Stärke und Essigsäure oder Essigsäureanhydrid.

ADI-Wert: nicht festgelegt **FAL**	**E** Verkleisternd; temperaturstabil. **V** Entwöhnungsnahrung; TK-Produkte, Saucen, Suppen, Desserts, Käsezubereitungen, Süßwaren, Füllungen für Backwaren. **S** Gelten als unbedenklich.
E 1440 E 1442 ADI-Wert: nicht festgelegt **FAL**	**Hydroxypropylstärke, Hydroxypropyldistärkephosphat;** Emulgatoren, Stabilisatoren, Verdickungsmittel, chemisch aus Stärke. **E** Verkleisternd; temperatur- und säurestabil. **V** Entwöhnungsnahrung; Torten, Dressings, Fertigprodukte, Kaugummi. **S** Dürfen bedenkliche Rückstände enthalten.
E 1450 ADI-Wert: nicht festgelegt **FAL**	**Stärkenatriumoctenylsuccinat;** Emulgator, Stabilisator, Trägerstoff, Verdickungsmittel, aus chemischer Umwandlung von Stärke. **E** Quellend, verkleisternd, stabilisierend. **V** Säuglingsnahrung, Entwöhnungsnahrung, Desserts, Cremes, Gebäckfüllungen. **S** Gilt als unbedenklich.
E 1505 ADI-Wert: 20 mg/kg	**Triethylcitrat;** Trägerstoff, aus Citronensäure. **E** Wasserlöslich. **V** Nur für: Eiklarpulver, Aromen. **S** Evtl. allergische Symptome.
E 1518 ADI-Wert: nicht festgelegt	**Glycerintriacetat;** Trägerstoff, aus Glycerin. **E** Fettlöslich, wasserbindend. **V** Nur für: Kaugummi, Aromen. **S** Gilt als unbedenklich.

Zum Nachschlagen

Register

Impressum

© 2009 GRÄFE UND UNZER VERLAG GmbH, München

Redaktion: Silvia Herzog
Lektorat: Barbara Kohl
Bildredaktion: Henrike Schechter
Gestaltung: independent Medien-Design GmbH, München
Fotos: Cover: Marcel Weber; U4: Getty (links), Stockfood (rechts)
Produktion: Gloria Pall
Satz: Filmsatz Schröter GmbH, München
Druck und Bindung: Ludwig Auer GmbH, Donauwörth

ISBN 978-3-8338-1140-1

1. Auflage 2009

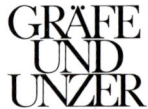

Ein Unternehmen der
GANSKE VERLAGSGRUPPE